Paleo Lifestyle

- Steinzeitfitness im 21. Jahrhundert -

von
Michael Iatroudakis

FSC
www.fsc.org
MIX
Papier aus verantwortungsvollen Quellen
Paper from responsible sources
FSC® C105338

Bibliografische Informationen der Deutschen Nationalbibliothek:
Die Deutsche Nationalbibliothek verzeichnet diese Publikation in der Deutschen Nationalbibliografie; detaillierte bibliografische Daten sind im Internet über dnb.d-nb.de abrufbar.

Herstellung und Verlag: BoD - Books on Demand, Norderstedt
Cover-Gestaltung: Marco Djurdjevic
ISBN: 9783848226542

Hinweis:

Diese Publikation wurde nach bestem Wissen recherchiert und erstellt. Verlag und Autor können jedoch keinerlei Haftung für Ideen, Konzepte, Empfehlungen und Sachverhalte übernehmen.

Die publizierten Tipps und Ratschläge sind als Hilfen zu verstehen, um jeweils zu eigenen Lösungen zu kommen. Bei offenen Fragen kontaktieren Sie bitte Ihren Hausarzt/Zahnarzt. Das Buch ersetzt nicht eine medizinische Behandlung/Therapie oder eine krankheitsbedingte Ernährungstherapie/Beratung.

Der Autor und der Verleger können keine absolute Garantie für Ihr persönliches Ergebnis übernehmen. Sie handeln in allen Fällen eigenverantwortlich.

Als Leserin oder Leser dieses Buches möchten wir Sie ausdrücklich darauf hinweisen, dass keine Erfolgsgarantien oder Ähnliches gewährleistet werden können. Auch kann keinerlei Verantwortung für jegliche Art von Folgen, die Ihnen oder anderen Lesern im Zusammenhang mit dem Inhalt dieses Buches entstehen, übernommen werden.

Das Buch widme ich
unseren Vorfahren

Inhalt:

Vorwort zur 2. Auflage

Der Paleo Lifestyle wird im deutschsprachigen Raum immer beliebter bzw. bekannter und das ist auch gut so. Diese Entwicklung freut mich persönlich sehr, weil dieses Buch ein Stückchen dazu beigetragen hat. Die Resonanz auf mein Buch, seit Veröffentlichung, ist ernorm. Viele E-Mails haben mich seitdem erreicht mit möglichen Ergänzungen, Anregungen, Kritikpunkten und einfachen Danksagungen rund um den Paleo Lifestyle. Vielen Dank hierfür…

In den Händen (oder auf Ihrem Reader) halten Sie die komplette überarbeitete 2. Auflage. Ich hoffe sehr, daß Sie damit neue Inspiration für Ihr Leben gewinnen.

Ihr
Michael Iatroudakis

Vorwort

2010 berichtete die New York Times in einem Artikel über den sogenannten **„Urban Caveman“** (urbanen Höhlenmenschen), der in der Kreativbranche arbeitet, in seinem New Yorker Loft in einem Riesenkühlschrank Schweinerippen und Hammelkeulen bunkert und gelegentlich seinen Schreibtisch verlässt, um dann barfuß um den Häuserblock zu sprinten.

Dieser Artikel machte mich neugierig und ich wollte mehr darüber wissen. Bei meiner Suche im World Wide Web fand ich heraus, dass der sogenannte Neandertaler-Lifestyle bereits Tausende von Anhängern hatte, sei es in Blogs, Web-Foren oder gar in diversen Communitys. Die Mehrzahl der sogenannten Paleo-Anhänger leben in den USA, aber auch hier in Deutschland steigt die Anzahl der Paleo-Fans kontinuierlich. Bekannt wurde der Paleo-Trend in Deutschland durch die Steinzeiternährung oder Steinzeitdiät. Wobei die Steinzeitdiät keine kurzfristige Ernährungsumstellung sein sollte, sondern eher eine komplette Umstellung der Essgewohnheiten darstellt. Hierbei geht es darum, die Lebensmittel zu konsumieren, die für den Menschen, spitz formuliert, artgerecht sind. Erstaunlicherweise findet man Zivilisationskrankheiten überwiegend in den Industrienationen und kaum bei Menschen, die unter natürlichen Bedingungen leben (Naturvölkern).

Der Mensch hat vor über 2 Millionen Jahren als Jäger und Sammler gelebt und sich seiner Umgebung natürlicherweise angepasst. Erst seit weniger als 10.000 Jahren wurde der Mensch sesshaft, betrieb Ackerbau und fing an, Tiere zu domestizieren. Heute leben wir überwiegend in geschlossenen, klimatisierten Räumen, leiden unter Bewegungsmangel, weil uns die Technik vieles abnimmt und essen fertige, künstliche Nahrungsmittel aus der Tüte. Auch, wenn unsere heutige Zeit viele Annehmlichkeiten besitzt, auf die wir nicht mehr verzichten möchten, ist der Mensch von der Genetik her immer noch ein Steinzeitmensch mit dem Bedürfnis nach natürlicher Nahrung und dem Drang nach Bewegung.

Paläontologen haben herausgefunden, dass unsere Vorfahren schlank, groß und muskulös waren. Krankheiten wie Diabetes, Herz-Kreislauserkrankungen, Krebs usw. waren nahezu unbekannt. Auch, wenn unsere Vorfahren jung starben, dann nicht durch falsche Lebensmittel oder mangelnde Bewegung, sondern durch Infektionen, (Jagd-)Unfälle, Raubtierangriffe und schlechte Witterungsbedingungen. Sprich: Sie starben an einem risikoreichen Leben in einer gefährlichen Umwelt. Wir nehmen heute eine andere Zusammensetzung an Lebensmitteln zu uns und haben viel weniger Bewegung als unsere Vorfahren. Das Ergebnis kann man überall sehen und nachlesen. Rapide Gewichtszunahmen und eine steigende Tendenz an Diabetes, Arthrose, Karies, Herz-Kreislauferkrankungen, Krebs usw. Die Lösung liegt darin, so zu leben dass man mit der Biologie des Körpers arbeitet und nicht dagegen. Die Lebensmittel, die bei „Paleo“ konsumiert werden dürfen und die, die man meiden sollte (dazu später mehr), stellen die bekannte Ernährungspyramide der DGE (Deutsche Gesellschaft für Ernährung) komplett auf den Kopf. Die DGE empfiehlt viele Kohlehydrate in Form von Brot, Nudeln und Kartoffeln, Eiweiß und Fett in Maßen. Diese Lebensmittelpyramide, die aus den 70er Jahren stammt, gilt unter einigen Ernährungsexperten mittlerweile als veraltet. Die Kohlehydrate-Mast hat uns Diabetes und Übergewicht beschert. Dass Fett allgemein ungesund sei, gilt mittlerweile auch als überholte Ansicht. Die Ernährung unserer Vorfahren dagegen hatte einen höheren Anteil an Eiweiß und Fett; viel geringer (im Vergleich zu heute) hingegen war der Anteil an Kohlehydraten.

Hier ein Vergleichsbeispiel zur Zusammensetzung der Ernährung in Zahlen:

Altsteinzeit

Kohlehydrate:	**ca. 33 %**
Eiweiß:	**ca. 33 %**
Fett:	**ca. 33 %**

Empfehlung der DGE

Kohlehydrate:	**ca. 60 %**
Eiweiß:	**ca. 10 %**
Fett:	**ca. 30 %**

Das Paradoxe ist, dass gerade die Lebensmittel, welche die DGE vorrangig empfiehlt, zu den TOP 4 der Allergene (Auslöser von Lebensmittelallergien) gehören. Diese wären: **Weizen, Milchprodukte, Eier und Hefe.** Fast keine Reaktion hingegen findet man bei Fleisch, Fisch, Obst, Gemüse oder Salat, also jenen Lebensmitteln, die als konform mit der Steinzeiternährung gehen.

Mit dem Ackerbau vor 10.000 Jahren fing der Mensch an, sich zum Nachteil zu entwickeln. Paläontologen fanden heraus, dass Skelette neueren Ursprungs deutliche Anzeichen von degenerativen Krankheiten aufzeigen. Die Menschen wurden kleiner, waren weniger muskulös, die Kindersterblichkeit nahm zu, die Knochendichte nahm ab und Anzeichen von Karies, Gefäßverkalkung und anderen degenerativen (= Rückentwicklung verursachenden) Krankheiten nahmen zu. Dies beweisen Messungen an Skeletten aus jener Zeit. Hinzu kommt, dass die Lebensmittel im Zuge der Industrialisierung in den letzten 100 Jahren mit vielen Zusatzstoffen (Konservierungsmitteln, künstlichen Aromen, Farbstoffen usw.) angereichert wurden, auf die der menschliche Körper naturgemäß nicht ausgelegt ist.

Auch bewegten sich unsere Vorfahren mehr als unsere heutige Generation. Gründe hierfür gibt es einige (dazu später mehr). Da der menschliche Körper auf Bewegung konditioniert ist, gehen Gesundheit und Bewegung Hand in Hand.

Zunächst aber nun zu der Frage:

Was bedeutet „Paleo Lifestyle“?

Paleo ist die anglisierte Version einer Vokabel aus dem Griechischen und bedeutet Alt-, Ursprung bzw. ursprünglich und steht eigentlich für “Altsteinzeit”. Im Deutschen ist sie als Vorsilbe „Paläo“ hauptsächlich in Fremdwörtern als Bezeichnung für wissenschaftliche Disziplinen zu finden, die das Erdaltertum betreffen (z.B. Paläontologie; Paläobotanik).

Lifestyle aus dem Englischen bedeutet wortwörtlich einfach Lebensstil oder Lebensart und bezeichnet – inzwischen auch längst in der deutschen Umgangssprache – die Art und Weise einer bestimmten Lebensführung.

Paleo Lifestyle erhebt den Anspruch, gesundheitliche Probleme und/oder eine verminderte Leistungsfähigkeit zu beheben, vorausgesetzt, man ist bereit, zu handeln. Es geht hierbei jedoch nicht um ein 100-prozentiges Heilversprechen. Vielmehr darum, dass viele Zivilisationskrankheiten bereits dadurch eine gravierende Verbesserung erfahren könnten, indem man eine geringe, aber signifikate Umstellung der Ernährung vornimmt, verbunden mit einem höheren Maß an körperlicher Bewegung und einer gesunden Lebenseinstellung,. Das Motto lautet daher: **„Zurück zum Ursprung.“**

Paleo Lifestyle umfasst daher drei Bereiche: **Ernährung, Fitness und „Spirit" bzw. Spiritualität.**

Im ersten Teil **„Paleo-Ernährung"** wenden wir uns den Lebensmitteln zu, die unsere Vorfahren verzehrt haben und die uns aus genetischer und biologischer Sicht gut tun. Gleichzeitig erläutern wir, welche Lebensmittel man bei der Paleo-Ernährung strikt meiden sollte.

Im zweiten Teil **„Paleo Fitness"** werden wir ein wenig Bewegung in unser Leben bringen – und das, ohne uns einen Vertrag in einem Fitness-Studio bzw. ein teures Equipment leisten zu müssen. Auch hier gilt: Weniger ist mehr!

In Teil 3 **„Paleo Spirit"** schließlich werden wir uns die spirituelle Seite unserer Vorfahren näher betrachten. Gleichzeitig wenden wir uns unserer eigenen Spiritualität zu und werden diese ins rechte Licht rücken – jedoch, ohne dabei gleich abzuheben ;-)

Ich habe versucht, soviel Inhalt und Informationen in dieses Buch zu packen wie möglich. Dennoch ist es nicht immer möglich, der Tiefe bestimmter Themen vollständig gerecht zu werden. Daher habe ich im Anhang eine Liste von weiterführenden Büchern inkl. Webseiten angefügt. Mir ist auch bewusst, dass gerade das Kapitel **„Ernährung"** wegen vieler unterschiedlicher Meinungen ein heißdiskutiertes Thema ist. Ich vertrete hier ausdrücklich nicht den Standpunkt, alle anderen Ernährungsregeln seien kategorisch abzulehnen. Ich persönlich habe mit der Steinzeiternährung sehr gute Erfahrungen gemacht. Für die positiven Effekte dieser Lebens- bzw. Ernährungsweise sprechen auch andere zahlreiche Fallbeispiele, die im Internet in diversen Blogs oder Foren dokumentiert sind. Daher fordere ich gerade Skeptiker auf, diese Art von Ernährung (am besten den ganzen Paleo Lifestyle) mindestens vier Wochen lang am Stück auszuprobieren, bevor sie sich ein ernsthaftes Urteil darüber bilden.

Ich hoffe, dass Sie einen größtmöglichen Nutzen aus diesem Buch ziehen. Wenn Sie Fragen oder eine Anregung haben, scheuen Sie sich nicht, mit mir in Kontakt (siehe Anhang) zu treten.

Ihr
Michael Iatroudakis

Begriffserklärung „Paleo“

Die Wortherkunft des Begriffes **„Paleo Lifestyle“** habe ich bereits geklärt. Bleibt zu erwähnen, dass man **„Paleo“**, gibt man es als Suchbegriff im Internet ein, meistens in Zusammenhang mit den Begriffen Steinzeiternährung oder auch Steinzeitdiät findet. Hier ergibt sich nun die Frage: Was bedeutet eigentlich „Diät“?

Die Bezeichnung Diät kommt von (griech.) díaita und wurde ursprünglich im Sinne von „Lebensführung“/„Lebensweise“ verwendet. Die Diätetik beschäftigt sich auch heute noch wissenschaftlich mit der „richtigen“ Ernährungs- und Lebensweise.

Man beachte also, das ursprünglich aus dem Griechischen stammende Wort „Diät“ wird heute im Sinne einre gesunden Lebensweise/Lebensführung gebraucht. Dazu gehören eine gesunde Ernährung, regelmäßige Bewegung und auch ein positives Denken. Alle wichtigen Faktoren des Lebens sollten darauf ausgerichtet sein, dass sie der Gesundheit jedes Einzelnen zugute kommen. Dabei sind gesundes Essen und Trinken sowie ausreichend Bewegung, seelisches Wohlbefinden usw. eine unerlässliche Voraussetzung.

Der Begriff **Steinzeitdiät/Steinzeiternährung** wurde bereits im Jahr 1975 durch das gleichnamige Buch von Walter Voegtlin eingeführt und bezog sich damals auf die Ernährungsform der Altsteinzeit. Voegtlins Hauptaugenmerk lag dabei auf der These, dass sich der Mensch als Spezies genetisch seinen Nahrungsmitteln angepasst habe. Boyd Eaton von der Emory-Universität in Atlanta (USA) griff Voegtlins Theorie auf und verfasste 1988 ein Buch mit dem Titel „Paleolithic Prescreption". Boyd Eaton gilt heute als einer der führenden Experten für die urzeitliche Steinzeit-Ernährung.

Die Theorien von Walter Voegtlin wie auch von Boyd Eaton basieren auf der Evolutionstheorie von Charles Darwin, wonach sich im Laufe der Evolution die Spezies genetisch durchgesetzt hätten, die am besten an ihre Umwelt und infolgedessen auch an die vorhandenen Nahrungsquellen angepasst waren. Für die daraus entstandenen Thesen wurde von Vertretern der Ernährungslehre wie Dr. Loren Cordain (ebenfalls ein starker Vertreter der Paleo-Ernährung) der Begriff **„Evolutionsmedizin"** geprägt.

Dr. Loren Cordain gilt mitunter auch als Urvater der Paleo-Ernährung und schrieb das Buch „The Paleo Diet: Lose Weight and Get Healthy by Eating the Foods You Were Designed to Eat".

Weitere Befürworter für den Paleo Lifestyle sind: Mark Sisson mit seinem Buch „The Primal Blueprint" oder auch Robb Wolf, der das Buch „The Original Human Diet" geschrieben hat und darüber auch Vorträge hält. Um das Ganze auf einen Nenner zu bringen, lautet die Generalthese der „Paleo-Vertreter", dass sich die menschlichen Gene seit der Steinzeit nicht verändert haben. Darum sei die Steinzeiternährung die einzige **„artgerechte Ernährung"** des Menschen, da sich der menschliche Organismus im Laufe von Millionen Jahren daran perfekt angepasst habe.

Nebenbei erwähnt: Paleo Lifestyle bedeutet nicht…

…dass wir uns jetzt alle eine Keule basteln, Fell als Kleidung tragen und uns dann grölend in unsere Höhlen verkriechen müssen. Nein, der Paleo Lifestyle (Ernährung/Bewegung/Spirit) bedeutet, dass wir uns den Lebensstil zu eigen machen, der genetisch bedingt am besten zu uns passt; mit den Hilfsmitteln der Neuzeit und beruhend auf wissenschaftlichen Erkenntnissen. Eine Rückkehr zur Lebensform unserer Vorfahren ist nicht gewollt, aber die natürlichen und biologischen Bedürfnisse sollten in der Neuzeit gestillt bzw. angepasst werden. Ich betone hierbei nochmals, dass Paleo Lifestyle keine Religion und keine Ideologie ist, die man mit aller Gewalt verteidigen muss.

PALEO Lifestyle Teil I

Ernährung

Die Basis von Paleo Lifestyle

Eine der tragenden Säulen des Paleo Lifestyle ist die Ernährung.

Die Nahrungsmittel, die unsere menschlichen Vorfahren zu sich nahmen, waren jene, die am besten zu unserem heutigen Stoffwechsel passten. Die menschlichen Gene veränderten sich über die letzten tausende Jahre nicht schnell genug, um sich an unsere neue (von der Zeit der Industrialisierung geprägten) Ernährung anzupassen. Unsere heutigen Gene sind immer noch zu 99,99 % identisch mit jenen unserer Vorfahren. Forschungsergebnisse haben Hinweise geliefert, dass unsere Vorfahren sehr gesund waren. Trotz ihrer geringeren Lebenserwartung waren Todesfälle bei ihnen überwiegend die Ursache äußerer, natürlicher Faktoren, wie extremes Wetter, Unfälle, Raubtiere und Infektionen.

Sie litten also nicht an chronischen Zivilisations-Krankheiten wie Diabetes, Krebs, Bluthochdruck oder Herzkrankheiten. Diese Krankheiten entstanden erst viele Jahre später, als der Mensch zur Landwirtschaft überging und noch später, als man begann, Lebensmittel künstlich zu verarbeiten und mit Zusatzstoffen (Konservierungsstoffen, künstlichen Aromen usw.) anzureichern. Die Körper unserer Vorfahren erhielten von gesunden und vor allem ursprünglichen Nahrungsmitteln ihre (Lebens)Energie. Diese Nahrungsmittel ermöglichten es, die erforderliche Höchstleistung zu erbringen, die unseren Vorfahren tagtäglich abverlangt wurden. Unsere menschlichen Vorfahren waren tagtäglich abverlangt wurden. Unsere menschlichen Vorfahren waren ständig körperlich aktiv, denn sie mussten ihre Nahrung jagen und sammeln. Ihre körperlichen Herausforderungen waren oft extrem, da sie schnell laufen mussten, um wilde Tiere zu jagen. Um Ausschau nach Tieren zu halten, legten die Jäger dieser Zeit zu Fuß durchschnittlich rund 20 km pro Tag zurück. Dies beinhaltete auch kurze, schnelle Aktivitäten und Sprints, wenn Wildtiere entdeckt wurden oder die Flucht ergriffen werden musste. Die Ernährungsgewohnheiten unserer Vorfahren wurden in den letzten Jahren genau unter die Lupe genommen. Das Ergebnis dieser wissenschaftlichen Studien war, dass die Ursache der fast „übermenschlichen" Fähigkeiten unserer Vorfahren in ihren natürlichen Lebensmitteln und ihren Lebensgewohnheiten lag.

Das Fleisch von Tieren und Fisch sorgte für das nötige Eiweiß sowie die essenziellen Fettsäuren. Letztere lieferten – zusammen mit Ölen – hauptsächlich Nüsse und Samen. Frisches Obst sorgte für Kohlehydrate und Nährstoffe mit einem niedrigen Glykämischen Index.

Kleiner Exkurs: Was ist der Glykämische Index? Teil 1

Der Glykämische Index (GI) ist eine Maßeinheit zur Bestimmung der Wirkung eines kohlehydratehaltigen Lebensmittels auf den Blutzuckerspiegel. Je höher der Wert, desto stärker steigt der Blutzuckerspiegel bei Verzehr des Lebensmittels an. Kohlehydratehaltige Lebensmittel, die einen schnellen und starken Blutzuckeranstieg auslösen,

haben einen hohen Glykämischen Index. Die blutzuckersteigernde Wirkung von Glukose/Traubenzucker dient hierfür als Maßstab und hat den Wert 100.

Das bedeutet, dass ein Lebensmittel mit einem Glykämischen Index von 50 den Blutzuckeranstieg nur zur Hälfte ansteigen lässt. Lebensmittel, nach deren Verzehr sich der Blutzuckerspiegel geringfügig erhöht, haben einen niedrigen Glykämischen Index.

Was bedeutet das für die Praxis?

Lebensmittel mit sehr schnell verdaulichen Kohlehydraten zeigen nach dem Verzehr eine typische Blutzuckerkurve. Der Blutzucker steigt in kurzer Zeit stark an, danach fällt er rasch wieder ab. Das Problem dabei: Er fällt sogar unter den ursprünglichen Wert. Dies führt dazu, dass man schnell wieder Hunger hat, obwohl man gerade erst viel Energie zu sich genommen hat. Eine solche Wirkung zeigen z.B. Schokolade oder Weißbrot.

Im Gegensatz dazu steigt bei Lebensmitteln mit langsam verdaulichen Kohlehydraten der Blutzuckerspiegel nicht ganz so rasch an und fällt auch langsamer wieder auf das Ausgangsniveau zurück. Ein solches Verhalten zeigt sich z.B. bei einigen Gemüsesorten. Der Vorteil: Man ist viel länger satt;. gleichzeitig schüttet die Bauch-speicheldrüse nicht so viel Insulin aus.

Glykämischer Index von einigen Lebensmitteln (Auszug):

Glukose (Traubenzucker):	***100***
Bratkartoffeln:	***95***
Pommes frites:	***90***
Schnellkochreis:	***85***
Reispudding:	***85***
Coca-Cola, Limonade:	***80***
Zucker:	***70***
Teigwaren, Ravioli:	***70***
Wassermelone:	***72***
Banane:	***60***
Weiße Spaghetti, weichgekocht:	***55***
Orangensaft:	***45***
frische Erbsen:	***40***
Vollkorngetreideflocken ohne Zucker:	***40***
Apfel, Birne:	***35***
Kidney-Bohnen:	***30***
Rohe Karotten:	***30***
Milchprodukte:	***30***
Trockenbohnen:	***30***
Braune/gelbe Linsen:	***30***
Kichererbsen:	***30***

Leider ist der Glykämische Index in Bezug auf einige Lebensmittel ziemlich irreführend. Gerade viele Obstsorten werden durch den GI als Dickmacher abgestempelt, was so aber nicht stimmt.

Zum Thema „Glykämischer Index" werden wir in einem späteren Kapitel zurückkehren.

Unseren Vorfahren standen keine Milchprodukte, Getreide oder industriell verarbeitete Lebensmittel zur Verfügung. Diese kamen erst mit der Landwirtschaft und der Domestizierung von Tieren. Ein wichtiger Punkt ist, dass die Nahrungsmittel unserer Vorfahren nicht lange gelagert werden konnten. Daher wurden Lebensmittel in der Regel frisch und direkt nach dem Sammeln (oder Jagen) konsumiert. Bedingt durch die Gezeiten und den häufigen Wechsel des Aufenthaltsortes, war die Ernährung unserer Vorfahren abwechslungsreich und vielfältig: Sie bestand aus **Fleisch, Fisch und Meeresfrüchten**.

Ein weiterer großer Teil der Ernährung bestand aus **Obst, Gemüse, Nüssen, Samen und Wildkräutern**. Diese wurden roh verzehrt, was die enthaltene Menge an Mikro-und Makro-Nährstoffen sowie krankheitsvorbeugenden Inhaltsstoffen maximierte. Noch ergänzt wurden diese gesunden Ernährungsgewohnheiten durch ein hohes Maß an körperlicher Bewegung. Doch dazu später mehr.

Die fünf Grundnahrungsmittel der Paleo-Ernährung im Detail

1. Fleisch

Fleisch ist ein wesentlicher Bestandteil der Paleo-Ernährung.

Basiswissen über Fleisch

Fleisch enthält viele Nährstoffe, die vom Körper gut aufgenommen und verwertet werden können. Neben Wasser, Eisen, Zink und Vitamin B besteht Muskelfleisch mit durchschnittlich rund 22 % hauptsächlich aus Protein. Proteine (Eiweiße) sind die Baustoffe unter den Nährstoffen. Sie bestimmen, wie jede einzelne Zelle und sogar unser ganzer Körper aufgebaut ist. Jedes Gewebe, ob Haar, Muskel oder Haut wird aus Proteinen hergestellt. Fleisch ist reich an essenziellen, also lebensnotwendigen Aminosäuren (kleinste Einheit von Eiweiß) und gehört deshalb zu den Lebensmitteln mit der höchsten biologischen Wertigkeit.

Kleiner Exkurs: Biologische Wertigkeit

Die Biologische Wertigkeit bezeichnet die Umsetzungseffizienz von Nahrungsprotein in körpereigenes Protein. D.h., wie effektiv der Körper das zugeführte Protein aus der Nahrung (Fleisch, Fisch, Eier usw.) verwertet, um beispielsweise Muskulatur aufzubauen.

Anders ausgedrückt: Je höher die Biologische Wertigkeit, desto besser kann der Körper das zugeführte Protein in körpereigenes Protein umwandeln. Als Referenz dient das Ei mit einer Wertigkeit von 100 (hohe Wertigkeit).

Weitere Beispiele:

Kartoffeln:	***98-100***
Rindfleisch:	***92***
Thunfisch:	***92***
Kuhmilch:	***88***
Reis:	***81***

Anders als Kohlehydrate sind Proteine für den Menschen lebenswichtig. Lebensmittel mit einem hohen Eiweißgehalt sind: **Fleisch, Fisch, Milchprodukte, Eier und Nüsse.** Man unterscheidet zwischen rotem Fleisch (z.B. Rind-Schweinefleisch, Lammfleisch, Ziegenfleisch, Kaninchenfleisch) und weißem Fleisch (z.B. Hühnerfleisch, Pute, Ente).

Durch eiweißhaltige Lebensmittel wie Fleisch usw. wird im Körper das Hormon Glukagon mobilisiert, der Gegenspieler von Insulin. Dieses ist zwar ein wichtiges Hormon für die Stabilisierung des Blutzuckerspiegels im Blut; kommt Insulin aber ständig zum Einsatz, kann dies zu gewissen körperlichen und gesundheitlichen Beeinträchtigungen führen.

Zum besseren Verständnis machen wir nun einen kleinen Abstecher und tauchen ein in die Welt der Hormone.

Eiweiß und die Hormone Glukagon und Insulin

Glukagon ist ein Hormon, dessen Aufgabe es ist, bei Bedarf den Blutzuckerspiegel im Blut zu erhöhen. Glukagon wird in der Bauchspeicherdrüse gebildet. Das Hormon kommt z.B. dann zum Einsatz, wenn der Blutzucker fällt, starke körperliche Arbeit verrichtet wird, bei Stress oder beim **Verzehr von Lebensmitteln mit hohem Proteinanteil wie Fleisch, Eiern usw.** Glukagon ist der Gegenspieler von Insulin, dessen Hauptaufgabe es ist, den Zucker im Blut in die Zelle zu schleusen.

Der Vorteil von Glukagon: Es signalisiert den Fettzellen im Körper, dass dringend Energie benötigt wird. Der Blutzucker stabilisiert sich und Fettzellen werden zum Verbrennen freigegeben, sehr zum Vorteil für diejenigen, die nebenbei abnehmen möchten.

Kleiner Exkurs: Was ist Insulin?

Insulin ist ein Hormon, das, wie auch Glukagon, in der Bauchspeicheldrüse gebildet wird. Insulin wird bei Bedarf an das Blut abgegeben und löst dann unterschiedliche Wirkungen im Körper aus. Das heißt, Insulin fördert den Einstrom von Blutzucker in die Zellen, den Aufbau des Zuckerspeichers in der Leber bzw. in die Muskulatur und auch den Fettaufbau.

Das Insulin

Wenn wir etwas essen, das Kohlehydrate enthält, z.B. Nudeln, Bot, Schokolade, Kartoffeln, Reis usw., beginnt der Blutzuckerspiegel im Körper kontinuierlich zu steigen. Im Einzelnen sieht dieser Prozess so aus:

Kohlehydrate werden bereits im Mund, im Magen und im Dünndarm bis in ihre kleinste Bestandteilsmasse aufgespalten, die sogenannte Glykose. Über den Dünndarm bzw. über die sogenannten Dünndarmzotten gelangt Glykose dann letztendlich in den Blutkreislauf. Bedingt durch zu viel Zucker im Blut, bildet die Bauchspeicheldrüse das Hormon Insulin und stellt automatisch die Fettverbrennung ein. Das Hormon Insulin beginnt dann, den Überschuss an Glykose in die Leber und in die Muskulatur zu transportieren. Die Leber und die Muskulatur sind in der Lage, Zucker zu speichern. Da die Speicherkapazität von Muskeln und Leber begrenzt ist, werden größere Mengen an Glukose zu Fett umgebaut und in Fettgeweben eingelagert. Insulin fördert somit die Bildung von Fett und unterdrückt, wie bereits erwähnt, gleichzeitig den Fettabbau. Das heißt im Umkehrschluss: Je mehr Fett im Fettgewebe eingelagert ist, umso mehr Insulin wird für die Bewältigung des Fettstoffwechsels benötigt.

Hat das Hormon Insulin seine Arbeit getan und sich der Blutzuckerspiegel im Blut wieder normalisiert, baut der Körper das Insulin ab. Der Normalzustand im Körper ist wieder erreicht. Insulin hat also die Aufgabe, den Blutzuckerspiegel zu stabilisieren, weil der Körper akribisch darauf achten muss, dass nicht zu viele Zuckermoleküle (Glykose) im Blut herumschwimmen dürfen. Der Normwert für Zucker liegt bei ca. 80-100 mg/dl. Liegt der Wert, sprich der Blutzuckerspiegel 200 mg/dl und darüber (und/oder der Nüchtern-Blutzucker bei 126 mg/dl oder darüber), spricht man von **„Diabetes mellitus“**.

Wenn man bedenkt, was der normale Durchschnittsbürger am Tag an (verstecktem) Zucker konsumiert, kann man eine vage Vorstellung davon bekommen, was die Bauchspeicheldrüse so alles leisten muss. Zucker ist mittlerweile zur **Volksdroge Nr. 1** mutiert. Wie mit allem anderen ist es auch hier: Die Dosis macht das Gift. Jedoch hat der deutsche Bundesbürger die gesunde Dosis schon weit überschritten. Jeder Einwohner Deutschlands nimmt pro Jahr 36 kg (Kilogramm) Zucker zu sich. Drei Viertel davon sind in verarbeiteten Lebensmitteln enthalten, nur etwa 6 kg werden direkt als Zucker (in Tee oder Kaffee oder Selbstgebackenem) aufgenommen.

Das Problem: Zuviel Zucker im Blut bewirkt auf Dauer, dass Adern verstopfen (die häufige Folge: ein Schlaganfall), Nerven veröden, Nieren und Augen dauerhaft geschädigt werden. Nicht nur der ständige Fluss an Zucker birgt gesundheitliche Risiken, auch das Hormon Insulin hat Nebenwirkungen, wenn es zu oft und über das Maß hinaus von der Bauchspeicherdrüse gebildet werden muss. Insulin bewirkt, dass der Körper einlagert, was unter dem Begriff „Insulinödem“ als Nebenwirkung bei bei Insulinbehandlungen zu beobachten ist. Mehr Wasser im Blut bedeutet, die Blutmenge erhöht sich bei gleichem Gefäßvolumen in den Blutgefäßen. Das Ergebnis: Hoher Blutdruck. Damit erhöhte Aktivität von Insulin nicht zum Unterzucker führt, setzt der Körper mit Glukagon als Gegenspieler auch die Hormone Adrenalin und Kortisol frei. Diese beiden Hormone Adrenalin und Kortisol werden in sogenannten Stresssituationen gebildet, um den Körper auf Kampf oder Flucht vorzubereiten. Das heißt, der Körper wird animiert, schnell zu reagieren, egal, für was er sich letztendlich entscheidet. Die Folge: Die Herzfrequenz nimmt zu, die Lunge öffnet sich, die Pupillen weiten sich, Zucker wird ins Blut abgegeben und der Blutdruck steigt erneut.

Ist der Insulinpegel permanent erhöht, regt dies das Wachstum der glatten Muskelzellen in den Blutgefäßen an. Dadurch verengt sich das Volumen der Gefäße – Ausgangspunkt für die Entwicklung einer Arteriosklerose. Die Folge: erhöhter Blutdruck. Und wie bereits mehrfach beschrieben, bewirkt Insulin, dass der Zucker (Glukose), der in der Leber bzw. in den Muskeln nicht mehr gespeichert werden kann, in Körperfett umgewandelt wird, was in den meisten Fällen letztendlich zu Übergewicht führt.

Man könnte meinen, das Insulin sei der **„Bad Boy“** unter den Hormonen, aber dem ist nicht so. Insulin hat, wie andere Hormone im Körper auch, wichtige Funktionen und somit eine Daseinsberechtigung. Nein, der springende Punkt ist das Verhältnis der Hormone untereinander. Die aufgelisteten Gefahren entstehen immer langfristig und nicht beim gelegentlichen Verzehr von Nudeln (Kohlehydrate) oder ist das Verhältnis der Hormone untereinander. Die aufgelisteten Gefahren entstehen immer langfristig und nicht beim gelegentlichen Verzehr von Nudeln (Kohlehydrate) oder Schokolade. Das heißt, durch den übermäßigen Kohlehydratekonsum der meisten Durchschnittsbürger ist das Hormon Insulin wie die Feuerwehr ständig im Einsatz, und das mit verheerenden Folgen für die Gesundheit (s. das folgende Kapitel „Die Insulinresistenz").

Nebenbei erwähnt: Toast mit Marmelade oder Cornflakes? Bei der Wahl ihres Frühstücks ticken die Deutschen unterschiedlich. Ferrero (der Hersteller von Nutella) wollte jetzt ganz genau wissen, was morgens bei den Deutschen auf den Tisch kommt und ließ 3000 Deutsche im Alter von 14 bis 50 befragen.

Die „Top 10" der deutschen Frühstücksfavoriten:

1. Brotwaren
2. Herzhafter Brotbelag (Wurst, Käse, Aufstriche)
3. Milchprodukte (Joghurt, Quark)
4. Süße Brotaufstriche (Marmelade, Honig)
5. Obst (Äpfel, Birne, Bananen)
6. Nuss-Nugat-Creme
7. Müsli
8. Süße Backwaren (Croissants, Plunder)
9. Cornflakes
10. Schokoladenriegel

Die oben genannten Beispiele/Nahrungsmittel sind reich an Weißmehl (sogenannten leeren Kalorien) und Industriezucker. Ist das Frühstück verzehrt, wartet schon das Mittagessen und das Abendessen mit Nudeln, Reis, Fertiggerichten, Gerichten mit Panade, Fastfood und natürlich dem Nachtisch. Nicht zu vergessen, die zahlreichen Zwischensnacks wie Kuchen, süße Teilchen, Eis, Kekse, Sahnetorte, Schokolade... und das hinuntergespült mit süßer Limonade, gesüßtem Kaffee oder Tee. Über Jahre hinweg gesehen, kann diese gehaltvolle kohlenhydratelastige Ernährung letztendlich zur Insulinresistenz führen – mit sämtlichen Langzeitfolgen, die wir Zivilisationskrankheiten nennen.

Die Insulinresistenz

Auf den Punkt gebracht: Eine Insulinresistenz ist ein vermindertes Ansprechen der Zellen des menschlichen Körpers auf das Hormon Insulin. Dies gilt vor allem für Leber-, Muskel-, und Fettzellen. Um bei dem bildhaften Beispiel mit der Feuerwehr (Insulin) zu bleiben: Muss der Löschtrupp ständig ausrücken, ist es nur eine Frage der Zeit, bis die Feuerwehrmänner an Burnout leiden.

Gehen wir ein wenig mehr ins Detail. Bei der Insulinresistenz spielt die große Menge an zuckerhaltigen Nahrungsmitteln und Getränken über Jahre hinweg eine entscheidende Rolle. Da es aufgrund einer solchen Ernährungsweise ständig zu einem starken Anstieg des Blutzuckerspiegels kommt, muss die Bauchspeicheldrüse entsprechend viel Insulin produzieren. Fast zeitgleich zeigen die Insulinrezeptoren (die Andockstation für Insulin) auf den Zellen die ersten Ermüdungserscheinungen.

Ist der Körper über viele Jahre hinweg diesen hohen Insulinbelastungen ausgesetzt, führt dies unweigerlich zu der Ausbildung einer Insulinresistenz. Nochmals: Die Zellen sprechen sehr schleppend oder gar nicht auf Insulin an, parallel zeigt die Bauchspeicheldrüse die ersten Ermüdungszeichen und bildet kaum noch Insulin. Gerade bei Übergewichtigen, die mehr Fettzellen (Andockstation für Insulin) besitzen als schlanke Menschen, muss der Körper vermehrt Insulin produzieren, um den Blutzuckerspiegel konstant zu halten. Auch hier zeigt die Bauchspeicheldrüse irgendwann Ermüdungserscheinungen.

Das Ergebnis: Der Blutzuckerspiegel steigt rapide an. Die Folge ist eine Kettenreaktion mit vielen einzelnen Langzeitfolgen wie: Müdigkeit, Schwäche, Sehstörungen, hohe Infektanfälligkeit sowie Herz- und Kreislaufstörungen, um nur einige zu nennen. Das Endstadium lautet: Diabetes mellitus Typ 2.

Kleiner Exkurs: Was ist Diabetes mellitus?

Diabetes mellitus ist der Sammelbegriff für verschiedene Störungen des Stoffwechsels, deren Leitbefund eine Überzuckerung des Blutes im Körper ist. Mechanismen, welche zur Überzuckerung führen, setzen im menschlichen Körper überwiegend am Insulin an, dem Hormon für den Zuckerstoffwechsel. D.h., es handelt sich um absoluten oder

relativen Insulinmangel durch eine abgeschwächte Wirksamkeit des Insulins (Sprich: Insulinresistenz) oder um beides zusammen.

Man unterscheidet Diabetiker von Typ 1 und Typ 2. Diabetiker vom Typ 1 sind Menschen mit einem angeborenen absoluten Insulinmangel. Hier geht man von einer genetischen Ursache aus. Diskutiert werden auch diverse Umweltfaktoren, die als Auslöser in Betracht gezogen werden könnten. Hier muss Insulin nach jeder Mahlzeit gespritzt werden. 5 bis 10 % aller Diabetiker sind Typ 1.

Diabetiker vom Typ 2 leiden an einer Störung, bei der Insulin zwar vorhanden ist, an seinem Zielort, den Zellen, aber nicht richtig wirken kann (Insulinresistenz). Als Ursache spricht man von Übergewicht und falscher Ernährung einhergehend mit Bewegungsmangel. Früher waren davon überwiegend nur alte Menschen betroffen. Mittlerweile erkranken aber auch immer mehr junge Leute an Diabetes vom Typ 2.

Die Zahl derer, die an Diabetes mellitus vom Typ 2 erkranken, nimmt weltweit rapide zu: *Die Weltgesundheitsorganisation (WHO) und die internationale Diabetes-Vereinigung (IDF) rechnen mit einem Anstieg dieser Zahl bis zum Jahr 2025 auf 333 Millionen (dies entspräche 6,3 der erwachsenen Bevölkerung).*

(Zitat aus der Seite http://www.diabetes-heute.uni-duesseldorf.de)

Nahrungsmittelkombinationen und die Auswirkung von Insulin auf den menschlichen Körper

Der amerikanische Buchautor und Arzt Dr. Michael Dan Eades hat in seinem Buch: *Protein Power: The High-Protein/Low-Carbohydrate Way to Lose Weight, Feel Fit, and Boost Your Health in Just Weeks!* eine Liste mit Nahrungsmittelkombinationen veröffentlicht, die aufzeigt, welche Varianten welchen Einfluss auf die Insulinbildung nehmen.

Die Liste mit dem Ergebnis (stark vereinfacht)

Fett:
so gut wie kein Insulinausstoß

Proteine:
geringfügige Insulinbildung

Kohlehydrate mit Fett:
mittlere Insulinausschüttung

Nur Kohlehydrate:
hohe Insulinausschüttung

Viele Kohlehydrate mit wenig Protein:
sehr hohe Insulinausschüttung

Glukagon, der Gegenspieler von Insulin

Kommen wir zurück zu Glukagon. Wie bereits erwähnt, wird es von der Bauchspeicheldrüse dann freigesetzt, wenn wir eine proteinreiche Mahlzeit zu uns nehmen. Glukagon setzt die Fettverbrennungsmaschinerie in Gang und bewirkt somit, das die Fettzellen ihr Fett in die Blutbahn abgeben, damit dieses von den Körperzellen zum Zwecke der Energiegewinnung verbrannt werden kann.

Des Weiteren bewirkt das Hormon Glukagon, dass überschüssiges Wasser über die Niere ausgeschieden wird. Glukagon fördert die Rückbildung der glatten Muskulatur in den Arterien, was somit zur Folge hat, dass das Volumen der Gefäße sich weitet. Das Ergebnis: Niedriger/stabiler Blutdruck. Glukagon reduziert auch die Bildung von Cholesterin in den Körperzellen. Das heißt, LDL-Cholesterin (böses Cholesterin) im Blut verringert sich, während der Anteil an HDL-Cholesterin (gutem Cholesterin) steigt.

Glukagon und Insulin, eine Zusammenfassung

Die Hormone Glukagon und Insulin sind für unsere Stoffwechsel maßgeblich. Insulin hat die Aufgabe, den Überschuss an Zucker so schnell wie möglich abzubauen und zu bündeln, bevor dieser im Körper Schaden anrichten kann. Der Ausstoß von Insulin sollte immer die Ausnahme sein und nicht zur Regel werden. Unsere heutige sehr kohlenhydratreiche Nahrung (vor allem Industriezucker und Weißmehl) ist für den menschlichen Organismus auf lange

Sicht gesundheitsschädlich (Wassereinlagerung, Bluthochdruck, Entzündungserscheinungen, Herz- und Gefäßerkrankungen, Übergewicht) und führt über kurz oder lang zu einer Abstumpfung der Andockstellen für Insulin an den Zellen, außerdem zu Ermüdungserscheinungen in Bezug auf die Bildung von Insulin, ausgehend von der Bauchspeicheldrüse. Genannt: **Insulinresistenz**. In Kombination mit Bewegungsmangel kann dies zu Diabetes mellitus Typ 2 führen.

Für diejenigen, die tiefer in diese Materie eindringen möchten: Insulinresistenz oder auch Syndrom X genannt wird sehr anschaulich im Buch von Dr. Nicolai Worm mit dem Buchtitel: **„Syndrom X oder ‚Ein Mammut auf den Teller!"** erklärt.

Die Bildung von Glukagon sollte hier dominieren, weil dieses die Fettverbrennung ankurbelt, überschüssiges Wasser mit Hilfe der Nieren ausscheidet und das Cholesterin sowie den Blutdruck stabilisiert. (Extreme) Insulinbildung sollte immer die Ausnahme sein.

Fleisch, das tierische Eiweiß

Zurück zum Thema „Fleisch in der Paleo-Ernährung". Warum ist es wichtig, ausreichend Eiweiß zu essen? Darauf hat der Arthur De Vany, Autor des Buches „Die Steinzeit-Diät", folgende Antwort: *...Ihr Gehirn spürt, wie viel ihr Körper benötigt, und bringt Sie dazu, weiter zu essen, bis das Bedürfnis erfüllt ist. Aus diesem Grund führt ein Spei-*

seplan ohne Eiweiß zu Fettleibigkeit: Das Gehirn wird Ihnen stets signalisieren, dass Sie mehr essen sollen. Wenn Sie Fleisch und Fisch essen, stärken Sie überdies das Sättigungsgefühl.“

Verzehrempfehlung für Eiweiß & Fleisch

Fleisch: Rindfleisch, Schwein, Wild, Lamm, Kalb
Geflügel: Hähnchen, Pute, Ente

Natürlich ist hier Biofleisch aus Weidetieren zu bevorzugen, ebenso wie Rindfleisch und Geflügel. Die obengenannte Auflistung an Fleischsorten ist die gängigste unter den Paleoanhängern.

Man kann aber das Thema **„Fleisch“** viel differenzierter betrachten, wenn man das meistgelesene Buch der Welt miteinbezieht, die Bibel (!).

Machen wir einen Abstecher zu…

…Die Kost des Schöpfers

Jordan Rubin, ein amerikanischer Naturarzt und Gesundheitsexperte schrieb das Buch **„Des Schöpfers Kost“** und landete in Amerika damit einen Bestseller. Mit 19 Jahren litt Jordan Rubin an Morbus Chron, einer chronisch-entzündlichen Darmerkrankung, die in der Schulmedizin als unheilbar gilt. Seine Erkrankung ging mit einem so starken

Gewichtsverlust einher, dass er an den Rollstuhl gefesselt war. Jordan und seine Familie suchten nach über 70 alternativen Ernährungstherapien auf der ganzen Welt – inklusive Alternativtherapien, inklusive internationale Krankenhausaufenthalte –, um ihn von Morbus Chron zu heilen. Die Odyssee endete mit einem Besuch bei einem Ernährungsberater in Kalifornien, der ihm sagte, dass er nicht nach Gottes Plan handele.

Inspiriert von dieser Beratung, fing Jordan an, die Bibel zu studieren und fand über Hunderte von Bibelstellen über eine gesunde Lebensweise, vor allem in Bezug auf die Ernährung. Innerhalb von Monaten nahm er wieder an Gewicht zu und heilte sich selbst von Morbus Chron.

Wer mehr erfahren möchte: **www.jordanrubin.com**

Ich möchte in Bezug auf **„Des Schöpfers Kost“** speziell auf das Thema Fleisch zurückkommen. Jordan Rubin unterscheidet in seinem Buch zwischen:

Reinen Tieren, die man essen darf und unreine Tieren, die man meiden sollte.

Die von Gott zugelassenen Nahrungsmittel, wie im 3. Buch Mose 11 und 5. Buch Mose 14 beschrieben, ersetzen die sogenannte Genesiskost. Darin erklärt Gott: Diese Tiere auf Erden dürft ihr essen.

Das Fleisch von Tieren mit gespalteten Hufen, die Wiederkäuer sind. (3. Buch Mose 11,3) Das sind: **Rinder, Scharfe, Ziegen, Ochsen, Rehe, Hirsche** usw.

Iss nur Fisch mit Flossen und Schuppen wie: **Lachs, Hering, Hering, Kabeljau, Scholle, Thunfisch, Forelle, Hecht** usw. (3. Buch Mose 11,9-10)

Meiden Sie Tiere, die zwar Wiederkäuer sind, aber keine gespaltete oder geteilte Hufe besitzen (3. Buch Mose 11.4). Das wären: **Pferde, Kamele, Ratten, Hunde, Katzen, Eichhörnchen** usw.

Meiden Sie Wassertiere ohne Schwanz und Schuppen wie: **Krabben, Hummer, Muscheln.**

Vögel, die Insekten, Körner und Würmer essen, sind rein, unrein sind Vögel, die sich von Fleisch (lebendig gefangen oder als Aas) ernähren (3. Buch Mose 11,13-19)

Essen Sie kein **Schwein**. Es hat zwar geteilte Hufen, ist aber kein Wiederkäuer, sondern ein Allesfresser (3. Buch Mose 11,7-8)

Jordan Rubin erklärt in seinem Buch weiter:

Die als unrein bezeichneten Tiere gelten deshalb als unrein oder gesundheitsschädlich, weil sie als Aasfresser geschaffen wurden. Es sind Tiere, die gewissermaßen alles entsorgen, was auf dem Feld usw. tot zurückbleibt. Das Wort im

Hebräischen für „unreine Fleischsorten“ kann auch mit den Worten stinkend, verdorben und verfault wiedergegeben werden.

Was die Schalentiere einschließlich der Austern, Muscheln und Hummer anbelangt, so entdeckte die moderne Wissenschaft, dass dies im Grunde nichts anderes als Klumpen von verdünntem und krankheitserregendem Schmutz sind – aufgrund mangelhafter Ausscheidung. Sie sind gleichermaßen die Aasfresser, die Müllcontainer der Gewässer und der Meere.

Vor allem die Meeresfrüchte speichern eine hohe Konzentration an Giftstoffen (Quecksilber usw.), da sie das Wasser, in dem sie leben, atmen. Schalentiere wie Muscheln filtern nahezu 40 Liter Wasser pro Stunde. Innerhalb eines Monats enthalten Austern Schadstoffe in einer 70.000fach höheren Konzentration als das sie umgebende Wasser.

Warum sollte man den Verzehr von Schweinefleisch überdenken?

Im Islam wie auch im Judentum ist der Verzehr von Schweinefleisch verboten. Was die wenigsten wissen, ist, dass auch im Christentum Schweinefleisch als Speise eigentlich verpönt war bzw. ist. Die Wissenschaftler im islamischen Raum sind zu den Ergebnissen gekommen, dass das Verzehren des Schweinefleischs besonders in heißen Gegenden die Gesundheit gefährden kann. Schweinefleisch enthält eine große Anzahl von Inhaltsstoffen und Giften, die für unseren Organismus nicht gut sind, vor allem Fäulnisgifte. Der mittlerweile verstorbene Dr. med. Hans Heinrich Reckeweg hat über den Verzehr von Schweinfleisch und seine Bedenken, eine Abhandlung geschrieben mit dem Titel: **„Schweinefleisch und Gesundheit“** (zu beziehen bei Amazon oder jeder anderen Buchhandlung).

Es stellte sich die Frage, worin nun eigentlich die Unterschiede zwischen Schweinefleisch und anderen Fleischsorten bestehen. Zitat von Dr. med. Reckeweg:

In meiner 1948 bald wieder mit den verschiedensten akuten und chronischen Krankheitsfällen gefüllten Praxis konnte ich nun merkwürdige Beobachtungen machen, die ich im Sinne der aufgrund zahlreicher, auch sonstiger Beobachtungen entwickelten Homotoxikologie auswerten konnte. Hierbei stellte sich heraus, dass Schweinefleisch als ein bedeutsames Homotoxin (Menschengift) anzusehen ist, welches im Körper zu Abwehrerscheinungen führt, die als verschiedenste Krankheiten in Erscheinung treten...

(Quelle/Zitat:www.gesundheitlicheaufklaerung.de/schweinefleisch-und-gesundheit)

Oder…

...so erfuhr ich, dass Boxer-Hunde unter keinen Umständen Schweinefleisch erhalten dürfen, weil sie dann bald an Räude und juckenden Hautkrankheiten sowie an evtl. bösartigen inneren Leiden erkranken sollen. Dasselbe wurde

dann auch von Zirkustieren, insbesondere von Löwen und Tigern berichtet, die unter keinen Umständen Schweinefleisch erhalten dürfen, weil sie dann träge und zu fett werden, außerdem – wahrscheinlich durch Blutdruckerhöhung – Nasenbluten bekommen und evtl. daran zugrunde gehen. Der Besitzer einer Forellenzucht machte mich darauf aufmerksam, dass man die gesamte Zucht durch Darreichung von zerkleinertem Schweinefleisch vernichten kann, da alle Forellen dann innerhalb von Tagen verenden...

(Quelle/Zitat:www.gesundheitlicheaufklaerung.de/schweinefleisch-und-gesundheit)

Die ungesunden Faktoren des Schweinefleischs lassen sich laut Dr. Reckeweg also folgendermaßen zusammenfassen:

Schweinefleisch hat einen sehr hohen Fettgehalt. Auch mageres Schweinefleisch enthält sehr viel Fett, weil das Fett intrazellulär (in der Zelle) in den Fleischzellen sitzt. Dies ist bei anderen Fleischsorten wie Rind, Kalb usw. so nicht der Fall. Da Fett eine sehr hohe Kaloriendichte besitzt, neigt man beim Verzehr von zu viel Schweinfleisch zu Übergewicht.

Der hohe Fett- und Cholesteringehalt des Schweinefleisches erhöht das Risiko von Herz- und Kreislauferkrankungen wie z.B.: Bluthochdruck, Herzinfarkt und Arteriosklerose *(diese Aussage wird in einem späteren Kapitel nochmals aufgegriffen).*

Die Eiweißstruktur des Schweinefleisches (DNS) ist der des menschlichen Körpers sehr ähnlich. Deshalb erkennt das Abwehrsystem die Eiweißstrukturen nicht als giftig und lässt sie in den Körper eindringen. Über den Teil des Lymphsystems, der mit dem Darm verbunden ist, gelangt so die gesamte Information des Schweinefleischs in unseren Organismus, wo sie dann schädlich wirkt.

Das Eiweiß des Schweinefleisches neigt aufgrund seiner Struktur sehr stark zur Fäulnis. Diese Fäulnisprodukte sind toxisch und belasten den ganzen Körper (Lymphen, Blut, Leber).

Schweinefleisch hat einen sehr hohen Anteil an Schwefel. Dieser ist zum einen schädlich für das Bindegewebe: Dieses Gewebe, das im Körper die Aufgabe hat, alles miteinander zu verbinden, wird von kleinmolekularen Verbindungen gehalten, die ebenfalls zumeist schwefelhaltig sind. Je mehr von diesen schwefelhaltigen Verbindungen im Bindegewebe sind, desto mehr Wasser wird festgehalten. Auf diese Weise saugt das Bindegewebe sich voll wie ein Schwamm und quillt auf. Zum anderen ist der hohe Schwefelgehalt eine Schwächung für die Knorpel im menschlichen Organismus. Je weniger Schwefel in einem Knorpel vorhanden ist, desto kräftiger und widerstandsfähiger sind auch die Sehnen und Bänder, die unter anderem aus Knorpelgewebe bestehen. Schwefel weicht den Knorpel auf, und das kann wiederum z.B. zu Bandscheiben- und Hüftschäden führen.

Die Schleimsubstanzen des Schweinefleisches lagern sich in Sehnen und Bänder ein und schwächen so deren Widerstandsfähigkeit. Erkrankungen wie Rheuma, Arthritis und Bandscheibenschäden werden so extrem begünstigt.

Schweinefleisch ist reich an Wachstumshormonen und verstärkt so das Körperwachstum bis zur Pubertät. Nach der Pubertät wirken die Wachstumshormone weiterhin auf die Zellen und fördern so Entzündungen und das Wachstum von Krebszellen.

Schweinefleisch hat zu guter Letzt im Vergleich mit anderen Fleischsorten auch noch eine hohe Konzentration von Histamin, das bekanntermaßen ein Auslöser von allergischen Reaktionen ist. Deshalb verschlimmert Schweinefleisch alle allergischen Hautausschläge wie Neurodermitis und Nesselsucht sowie Heuschnupfen und Asthma. Weiterhin verstärkt es deshalb Entzündungen, Abszesse, Furunkel, Darmentzündungen und Ausfluss bei Frauen. Histamin ist ein Stresshormon, deshalb führt der Verzehr von zu hohen Mengen Schweinefleisch zu einer geringeren Stressbelastbarkeit des Körpers.

Fazit:

Wenn man tiefer in die Materie und das Verständnis eintaucht, sieht man, dass das Verbot von diversen Fleischsorten (vor allem Schwein) im Judentum, Islam und im Christentum durchaus seinen berechtigten Sinn hat. Mit dem Kapitel **„Des Schöpfers Kost“** möchte ich keinen bekehren, aber ich möchte zum Nachdenken anregen. Mit diesem Wissen sollte man mit dem Thema Fleischverzehr etwas differenzierter und kritischer umgehen. Der eine oder andere mag darüber den Kopf schütteln, dass hier die Bibel als Bezugsquelle herangezogen wurde. Man sollte aber versuchen, auch für solche Standpunkte ein offenes Ohr zu haben.

Daher meine persönliche Empfehlung für Fleisch:

Rind, Kalb, Lamm, Ziege, Wild und Geflügel wie Huhn, Pute, Truthahn und Ente.

Mythos Fleisch / Mythos Eiweiß

Um den Verzehr von Fleisch bzw. Eiweiß ranken sich hartnäckig einige Mythen, die ich hier kurz erwähnen möchte.

Mythos 1: Wir essen zu viel Eiweiß

„Wir essen zu viel Eiweiß", so eine häufige These. Viele Menschen, gerade Ältere, haben eher zu wenig als zu viel Eiweiß im Blut. Ist die Versorgung mit diesem essenziellen Baustein (Aminosäuren) des Lebens nicht gewährleistet, läuft der Körper auf Sparflamme, sprich: Die Muskeln bauen ab, die Knochen werden brüchig, das Immunsystem schwächelt und es können nicht genügend Glückshormone produziert werden. In den zwei Millionen Jahren machte Eiweiß bei unseren Vorfahren ca. 35 % aus. Heute sind es ca. 15 %, empfohlen werden sogar magere 10 %. Als grober Richtwert gilt: 0,8 bis 1 (1,2) g (Gramm) pro Körpergewicht. Sportler etwas mehr (Hinweis: Richtwerte können je nach Studie variieren).

Mythos 2: Zuviel Eiweiß kann zu einem Eiweißschock führen

Es ist wissenschaftlich nicht bewiesen, dass zu viel Eiweiß schädlich ist. Eiweiß besteht aus Aminosäuren. Das sind biologisch hochaktive Substanzen und wichtige Baustoffe für den Körper. Aminosäuren enthalten unter anderem Stickstoff, der bei ihrem Ab- bzw. Umbau freigesetzt werden kann. Nur in einer hohen Konzentration kann Stickstoff den Körper schädigen. Stickstoff wird jedoch in Form von Harnstoff mit dem Harn über die Niere ausgeschieden. Dafür stellt die Leber spezielle Enzyme zur Verfügung. Bei einem gesunden Mann von 80 kg Körpergewicht kann das Entgiftungssystem in Leber und Nieren nach theoretischen Berechnungen einen Konsum von bis zu 250-300 g Eiweiß pro Tag störungsfrei bewältigen. Es besteht also nicht einmal theoretisch die Möglichkeit eines Eiweißschocks.

Mythos 3: Eiweiß schädigt die Nieren

Bislang gibt es keine Hinweise darauf, dass eine gesunde Niere durch einen hohen Eiweißkonsum geschädigt wird. Unter einer proteinreichen Kost vergrößern sich die Nieren sogar leicht, offenbar, um sich für die Mehrarbeit mit mehr Kapazität zu wappnen. Personen jedoch, die bereits eine Nierenerkrankung aufweisen, seien zur Vorsicht gemahnt. Bei beginnendem Nierenversagen kann eine hohe Eiweißzufuhr eine Verschlimmerung fördern. Denn wenn intakte Niereneinheiten die Arbeit der erkrankten zusätzlich übernehmen müssen, nimmt der Stress für sie zu. Daher sollten Menschen mit Nierenproblemen ihre Eiweißzufuhr drosseln.

Was den Nieren hingegen wirklich schadet, ist der übermäßige Verzehr von Kohlehydraten, denn 90 % der Dialysepatienten sind Diabetiker.

Mythos 4: Fleisch verrottet im Darm

Die Aufgabe des Verdauungstraktes ist es, die Nahrung in ihre kleinsten Bestandteile zu zerlegen. Die Verdauung beginnt bereits im Mund bzw. beim Kauen. Bedingt durch den hohen Säuregrad, wird Eiweiß bereits im Magen zu einem Speisebrei zerkleinert. J. Stanton zeigt in seinem Artikel **"Does Meat Rot In Your Colon? No. What Does? Beans, Grains, and Vegetables!"** unter Angabe von Quellenverweisen auf, dass nicht Fleisch, sondern Bohnen, Getreide und Gemüse im Darm verrotten. Eine normale Mahlzeit mit Fleisch verbleibt im Magen zwischen 4 und 5 Stunden – nicht einige Tage (oder gar Wochen), wie so häufig behauptet wird!

Abgesehen von der Säure im Magen, besitzt der Körper noch zahlreiche Enzyme, die Eiweiß und Fette mühevoll in ihre Bestandteile zerlegen, die dann von der Dünndarmhaut aufgenommen werden. In den Darm, wo es zahlreiche Bakterien gibt, gelangen jene Bestandteile, mit denen der Körper nicht viel anfangen kann. Diese wären Zucker, Fasern und Stärke, welche vorrangig in Getreide und Hülsenfrüchten vorkommen.

Mythos 5: Zuviel Eiweiß und Fleisch bringen den Säure-Basen-Haushalt durcheinander

Der Säure-Basen-Haushalt entscheidet über die organische Grundregulation des Menschen. Er beeinflusst unter anderem Immunsystem, Atmung, Kreislauf, Verdauung und

Hormonhaushalt. Fast alle biologischen Vorgänge im Körper funktionieren erst dann, wenn ein bestimmter pH-Wert vorhanden ist. Unser Blut ist mit einem pH-Wert von 7,35 bis 7,45 leicht basisch. Eine starke Verschiebung des pH-Wertes kann lebensbedrohliche Folgen haben. Eine sogenannte Verschiebung des Körpers in ein saures Milieu kann entstehen durch: falsche Ernährung, Sport, Übergewicht und Stress.

Unsere Nahrungsmittel werden daher grob in saure bzw. in basische Lebensmittel unterteilt. Ist der Anteil der säurebildenden Lebensmittel im Körper zu groß, muss der Körper an sich selbst Raubbau betreiben. Er muss seine eigenen Mineralstoffdepots plündern, um die Säure zu neutralisieren. Diese Mineralien holt er sich aus den Knochen, aus den Zähnen, aus dem Haarboden, aus den Blutgefäßen oder aus den Organen. Daher sollte der Anteil an basischen Lebensmitteln immer höher sein als der an sauren. Das Problem ist, dass Getreideprodukte und Milchprodukte (was bei der Paleo-Ernährung gemieden wird) einen stark säuernden Effekt auf den Körper besitzen, während Gemüse und Obst stark basisch sind und das Gleichgewicht in die basische Richtung regulieren. Fleisch wirkt im Körper zwar sauer, insgesamt aber führt die Steinzeiternährung zu einem viel ausgeglichenerem Säure/Basen-Haushalt als die normale Hausmannskost, weil der Körper viel besser mit Mineralien (Gemüse und Obst, Wasser) versorgt wird, die er zum Abpuffern von Säuren benötigt.

Mythos 6: Der Mensch ist kein Fleischfresser

Tatsache ist, unsere Vorfahren haben Tiere gegessen. Archäologische Funde aus der Steinzeit (an historischen Lagerplätzen) belegen immer wieder Funde wie Tierknochen und Steinwerkzeuge, mit denen die erlegten Tiere bearbeitet wurden, Kochgeräte wie Arbeitsplatten, Mörser und diverse Schneidwerkzeuge. Belegt ist, dass Menschen bereits seit 800.000 Jahren ihre Nahrung erhitzen. Auch bei fossilen Funden gibt es hierbei Beweise, z.B., wenn eine 125.000 Jahre alte Lanze zwischen den Rippen eines ausgestorbenen Waldelefanten steckt oder bei versteinerten Mammuts plötzlich zahlreiche Sperrspitzen auftauchen.

Isotop-Messungen an Fossilien deuten darauf hin, dass unsere Vorfahren Tiere gegessen haben. Das kann man anhand des Verhältnisses von Sr (Strontium) zu Ca (Kalzium) im Knochen bestimmen. Reine Fleischfresser haben ein niedriges Sr/Ca-Verhältnis, Pflanzenfresser hingegen ein hohes Sr/Ca-Verhältnis.

Des Weiteren ist die Physiologie des Menschen auf eine Mischkost (Pflanzen und Fleisch) ausgelegt. Zum Vergleich: Pflanzenfresser haben ein großes Magenvolumen mit mehreren Kammern und einen sehr langen Darm sowie einen ausgeprägten Dickdarm und Blinddarm. Fleischfresser dagegen haben einen sehr sauren Magen und einen sehr kurzen Darm. Der Mensch hat weder Eigenschaften eines Pflanzenfressers noch die eines reinen Fleischfressers. Wir Menschen haben einen relativ einfachen (sauren) Magen und einen langen Dünndarm. Wir haben im Vergleich zu Wiederkäuern keinen ausgeprägten Kolon (Grimmdarm) oder Blinddarm. Unsere Physiologie deutet also darauf hin, dass wir einer nährstoffreichen Ernährung angepasst sind, in der Fleisch vorkommt, sprich: Wir Menschen sind Allesfresser.

Fleischverzehr und Ethik

Das häufigste Argument (bei vielen Vegetariern und Veganern) in Bezug auf Moral und Ethik des Fleischverzehrs ist, dass Tiere unter unwürdigen Verhältnissen aufwachsen, leben und dann getötet werden. Wenn man so argumentiert, sollte man allerdings nicht vergessen, dass Tiere gehalten werden, die nur zur Produktion von Lebensmitteln herhalten müssen und nicht als Fleischlieferanten dienen. Konsequenterweise müsste man dann vegan leben, denn Eier, Milch und Käse sind leider immer noch Grund genug für Legebatterien und Tiere, die nie eine Weide zu sehen bekommen oder unter ihrem Übergewicht regelrecht zusammenbrechen.

Egal, ob Vegetarier oder Fleischesser, wir sollten immer darauf achten, woher unser Essen stammt. Massentierhaltung ist nicht natürlich und wird auch von Paleo-Anhängern stark verurteilt. In unserer Gesellschaft hat sich über Jahre hinweg die industrialisierte Lebensmittelproduktion durchgesetzt, mit der Folge, dass der Verbraucher letztendlich nicht mehr weiß, wo seine Lebensmittel eigentlich herkommen bzw. wie sie entstehen. Hinzu kommt eine gewisse Scheuklappen-Mentalität, wenn es um den Konsum von Lebensmitteln geht. Wüssten wir, wo unser Discounter-Steak herkommt, würden viele freiwillig zum Vegetarismus konvertieren. Die Zustände in der Massentierhaltung stehen nicht zur Debatte, denn diese sind mit nichts zu rechtfertigen. Jedes Lebewesen auf dieser Erde hat ein Recht auf ein artgerechtes Dasein. Wir Menschen haben uns ein komplexes System aus Ungerechtigkeiten und Abhängigkeiten geschaffen. Einfache Lösungen, egal zu welchem Thema, sind nicht immer einfach, vor allem, weil vieles ineinandergreift.

Beispiel:

Ich esse wegen der Massentierhaltung kein Fleisch, dafür aber Soja (Tofu) und unterstütze damit das Abholzen von zahlreichen Bäumen, zwecks Anbaufläche. Ich kaufe Fair-Trade-Klamotten, weil ich gegen Kinderarbeit bin, selber aber besitze ich ein iPhone, was unter harten Arbeitsbedingungen und Dumpinglöhnen in China hergestellt wurde. Ich fahre ein batteriebetriebenes Auto, um die Umwelt zu schonen und um Ressourcen zu sparen, fliege aber mit dem Flugzeug, was Abgase absondert, nach Indien, um dort zu meditieren.

Ich möchte niemanden kritisieren, der für eine bestimmte Sache kämpft oder einsteht. Ganz im Gegenteil, wir brauchen Menschen, die um einer Veränderung willen den Schritt zum Handeln wagen, aber bitte, ohne mit dem Zeigefinger auf den Nachbarn zu zeigen.

Tipps zum Fleischkauf

Kaufen Sie bewusst ein. Wenn Sie billiges Fleisch aus dem Supermarkt kaufen, sollten Sie sich im Klaren darüber sein, dass das Fleisch aus guten Gründen so billig ist. Tiere aus Massentierhaltung werden mit dem Nötigsten an Platz, Hygiene und Viehfutter versorgt. Damit sie schneller geschlachtet werden können, werden sie vollgepumpt mit Wachstumshormonen, Antibiotika usw. Wer jedoch das billige Fleisch kauft, unterstützt dieses System nicht nur, sondern isst Hormone und Medikamente gleich mit. Sie tun sich also selbst einen Gefallen, wenn Sie zu **Biofleisch** greifen. Gleichzeitig setzen Sie so ein Zeichen gegen Massentierhaltung.

Eine weitere Möglichkeit: Kaufen Sie Biofleisch direkt vom Erzeuger. Machen Sie sich vor Ort selbst ein Bild und sprechen Sie mit dem Bauern über die Tierhaltung. Adressen hierzu gibt es mittlerweile zur Genüge im Internet.

Paleo Lifestyle als Vegetarier

Im Paleo Lifestyle ist der Verzehr von Fleisch eine tragende Säule, und das sollte jedem im Vorfeld bewusst sein. **Überzeugte Vegetarier können dennoch vom Paleo Lifestyle profitieren**. Arthur de Vany schreibt in seinem Buch „Die Steinzeit-Diät“, dass Vegetarier/Veganer sich mit Nahrungsergänzungsmitteln aushelfen sollten. Er empfiehlt:

Vitamin B-Komplex und fettlösliches Vitamin A sowie zweikettigen Aminosäuren-Komplex. Man sollte jedoch darauf achten, dass dieser kein Zucker enthält. Des Weiteren empfiehlt er Olivenöle und Omega-3-Öle für eine ausreichende Versorgung an wichtigen Fetten.

2. Fisch

Fisch versorgt uns mit vielen lebensnotwendigen Vitaminen und Nährstoffen (vor allem hochwertigem Eiweiß), dabei ist er meistens fettarm und leicht verdaulich. Fisch ist ein hervorragender Eiweißlieferant. **Kabeljau, Scholle,** aber auch **Flunder** und **Seelachs** sind in ihrer Eigenart sehr fettarm und reich an Proteinen. Mager sind auch **Schellfisch, Garnelen, Forelle oder Heilbutt.** Nebenbei erwähnt: Mit dem Verzehr von Gemüse verbessern Sie die Wertigkeit des Eiweiß um ein Vielfaches.

Fisch kann aber noch mehr.

Fische nehmen in der Regel ihre Nahrung roh zu sich. Sie essen mitunter Algen und versorgen sich somit ausreichend mit Vitaminen, Mineralstoffen, essenziellen Aminosäuren und Omega-3-Fettsäuren. Wenn man hin und wieder Fisch roh isst (z.B. als **Sushi**), profitiert man von den darin enthaltenen sekundären Pflanzenstoffen (Erklärung siehe Kapitel: 3. Gemüse und Blattgemüse / Kleiner Exkurs: Was sind sekundäre Pflanzenstoffe?).

Fisch – gut für das Gehirn

Das Gehirn, das selbst zu über 60 % aus fetthaltigen Strukturen zusammengesetzt ist, profitiert von jenen, die regelmäßig Fisch essen. Wissenschaftler der Universität Aberdeen in Schottland fanden es heraus: Fisch macht intelligent. Sie führten an über 300 Menschen Intelligenztests durch.Das Ergebnis: Bei Teilnehmern, die mindestens zweimal pro Woche Fisch aßen, war der IQ um durchschnittlich 13 % höher.

Fisch macht leistungsfähig

Fisch enthält den Baustein Tyrosin. Diese im Fisch enthaltene Aminosäure gilt als Aufputschmittel der Natur. Es hilft Ihnen, sich auf Dinge zu konzentrieren. Darüber hinaus hält es Sie fit, wach und leistungsfähig. Wissenschaftler können sogar messen, dass Tyrosin die Gehirnleistung erhöht. In Stresssituationen verhindert Tyrosin, dass Ihre geistige und Ihre körperliche Leistung nachlässt. Daher ist Fisch die ideale Ernährung für Sie, wenn Sie ständig unter Stress und Leistungsdruck stehen. Als Beispiel sollte in so einer Situation unbedingt **Seelachs** auf Ihrem Teller landen.

Fisch enthält wichtiges Jod

Das Spurenelement Jod ist Bestandteil der Schilddrüsenhormone, die eine entscheidende Rolle für das Wachstum und die Zellteilung spielen. In der Schilddrüse werden bis zu 80 % des aufgenommenen Jods verbraucht.

Fehlt Jod, so fehlt auch Energie und man hat keine Konzentration und keine Kreativität. Man fühlt sich schlapp und müde. Hamburger Wissenschaftler fanden in einer Studie zwischen 1995 und 1998 heraus, dass Jodmangel durch Seefischmahlzeiten ausgeglichen werden kann. Gesundes Jod ist in den meisten Fischsorten enthalten. Fische mit dem höchsten Jodgehalt sind **Schellfisch, Seelachs, Scholle, Katfisch, Rotbarsch und Makrele.** Süßwasserfische dagegen, wie z.B. Lachs und Forelle, enthalten deutlich weniger Jod.

Fisch ist reich an Omega-3-Fettsäuren

Wer viel Fisch isst, so scheint es, dürfte selten krank werden. Denn in Fisch stecken Omega-3-Fettsäuren, denen Ernährungs-Wissenschaftler jede Menge positive Effekte zuschreiben. So sollen die Fette Herz und Gefäße schützen, Entzündungsprozesse bei Rheuma oder Schuppenflechte stoppen und sogar Darmkrebs vorbeugen. Kinder sehen angeblich besser und sind geistig fitter, wenn ihre Mutter während der Schwangerschaft genügend Omega-3-Fettsäuren zu sich nimmt. Alte Menschen profitieren von einem besseren Gedächtnis, wenn sie auf ausreichend Omega-3-Fettsäuren setzen.

Fischsorten mit viel Omega-3-Fettsäuren wären: **Sprotte, Heilbutt, Thunfisch, Makrele, Lachs und Hering.**

Kleiner Exkurs: Was sind Omega-3-Fettsäuren?

Omega-3-Fettsäuren sind mehrfach ungesättigte Fettsäuren. Sie gehören zu den sogenannten essenziellen Fettsäuren. Das bedeutet, der Mensch kann diese nicht selber herstellen und muss sie in einem gesunden Verhältnis von außen zuführen. Unser Gehirn, als Beispiel, benötigt für

eine optimale Leistung mehrfach ungesättigte Omega-3-Fettsäuren sowie Omega-6-Fettsäuren. Diese werden in Bezug auf das Gehirn auch „Gehirnfettsäuren" genannt. Man weiß, dass Omega-3-Fettsäuren insbesondere in den Gehirnzellen, aber auch in den Zellen der Netzhaut (des Auges) und des zentralen Nervensystems zu finden sind. Sie sind also Teil unseres Zell-Grundgerüstes, spielen aber auch eine wichtige Rolle bei der Synapsenbildung sowie bei der Signalübertragung im Gehirn.

Diese Säuren senken nicht nur den Blutdruck. Sie können damit auch das gute Cholesterin erhöhen und das schlechte verringern. Die Omega-3-Fettsäuren halten Ihre Blutgefäße sauber und elastisch, verhindern so eine Verkalkung und schützen Sie daher vor Demenz und Schlaganfällen. Omega-3-Fettsäuren werden auch zur Behandlung von ADHS eingesetzt; sie sind also immer dann besonders gefragt, wenn es um das Denkvermögen, das Lernvermögen und die Konzentrationsfähigkeit geht.

Das optimale Verhältnis von Omega-3- zu Omega-6-Fettsäuren

Omega-6-Fettsäuren besitzen eine Blutgefäße verengende Eigenschaft und fördern mitunter auch Entzündungen. Omega-3-Fettsäuren dagegen bewirken genau das Gegenteil. Liegt das Verhältnis von Omega-6- zu Omega-3-Fettsäuren bei **2:1** bis maximal **5:1**, dann heben sich diese Wirkungen gegenseitig auf. Liegt das Verhältnis aber deutlich über **5:1**, erhöht sich das Risiko von Herzerkrankungen, Bluthochdruck oder Rheuma drastisch. In den hohen Mengen, die heute durchschnittlich verzehrt werden, sind Omega-6 Fettsäuren nicht nur absolut schädlich, sie unterdrücken auch die lebenswichtigen Aufgaben der Omega-3 Fettsäuren. Die Folgen können sein: Arthritis, Multiple Sklerose, Allergien, Morbus Bechterew, Hautentzündungen, Verringerung des herzschützenden HDL-Cholesterins und Ekzeme – um nur einige zu nennen. In den westlichen Industrienationen liegt das Verhältnis nicht selten bei **15:1** bis **20:1**.

Stellt sich nun die Frage: Warum ist das Verhältnis so hoch?

Viele Getreideprodukte, die wir kennen, weisen ein Verhältnis von **10:1** und mehr auf (z.B. Roggen **11,5:1** oder Weizen **14:1**). Viel schwerwiegender ist, dass viele Fleisch- und Milchprodukte aus Mastbetrieben stammen. Die Tiere werden dort vorwiegend mit Getreide und/oder Soja gefüttert. Es ist günstig, macht kaum Arbeit und die Tiere wachsen dadurch schneller. Aber den Tieren fehlt es an Omega-3-haltigem Grünfutter. Das Ergebnis: Dem Endverbraucher wird durch das Fleisch ein hoher Anteil an Omega-6-Fettsäuren weitergegeben.

Ein weiteres Problem ist, dass wir in der Küche viele Fette und Öle mit einem außergewöhnlich hohen Omega-6-Wert verwenden. Sonnenblumenöl etwa enthält **122** mal so viel Omega-6 wie Omega-3; dies gilt aber auch für viele Margarinen (je nach Margarine bis zu **80:1**) Auch die sogenannten Transfette (dazu gleich mehr) besitzen einen sehr hohen Anteil an Omega-6-Fettsäuren.

Ein weiterer Punkt für ein ungünstiges Verhältnis liegt in der Senkung der Lebensmittelzufuhr mit einem hohen Gehalt an Omega-3-Fettsäuren. Was bedeutet das? Der Mensch ist ein Gewohnheitstier und die Nahrungsmittelindustrie fördert durch Manipulationen geschickt die Abhängigkeit. Man weiß, dass bestimmte Geschmacksstoffe in Fastfood den Geschmack so beeinflussen können, dass sie uns die Kontrolle über unser Essverhalten entziehen. Dadurch reduzieren immer mehr Menschen den Konsum von natürlichen Lebensmitteln – somit auch von solchen, die reich an Omega-3-Fettsäuren sind (z.B. grüner Salat, Gemüse, Sprossen, Pilze, Wild und Fisch).

Nun noch einige **Ergänzungen** zum empfohlenen erhöhten Verzehr von Omega-3-Fettsäuren.

Fischsorten mit einem hohen Anteil an Omega-3-Fettsäuren sind: **Sardellen, Sardine** und **Regenbogen-Forelle.** Süßwasserfische aus kalten Gewässern (Bergseen, Bächen) haben ähnlich hohe Gehalte an Omega-3-Fettsäuren wie Meeresfische.

Omega-3-haltige Speiseöle: Verhältnismäßig gute Werte (Omega-3-Fettsäuren) liefern **Olivenöl** (11:1), **Sojaöl** (7:1), **Walnussöl** (6:1), oder **Rapsöl** (2:1).

Grüne Algen, **Wildpflanzen** bzw. **Wildkräuter** enthalten ebenfalls die gesundheitsfördernden Omega-3-Fettsäuren.

Fleisch, Käse und Milch von Weidetieren sowie Wildfleisch haben ca. 3-4 Mal so viel Omega-3 Fettsäuren wie Produkte aus Stalltieren. Je höher der Anteil an grünem Futter ist, desto mehr Omega-3 ist enthalten. Das Gleiche gilt für Geflügel, das mit Leinsamen gefüttert wird. Achtung beim Braten oder Kochen: Je höher Fleisch oder Fisch (Beispiel: Frittieren) erhitzt wird, desto mehr gehen die positiven Eigenschaften der Omega-3-Fettsäuren verloren.

Nebenbei: Das falsche Fett macht hungrig / übergewichtig

Das falsche Verhältnis von Omega-6- zu Omega-3-Fettsäuren kann zu Übergewicht führen. Prof. Hibbeln vom National Institutes of Health (NIH) hat in einem Tierversuch eine Gruppe von Ratten mit 1 % und eine andere Versuchsgruppe mit 8 % an Omega-6-Fettsäuren gefüttert.

Das Ergebnis: Die 8 %-Ratten wurden doppelt so dick. Woher kommt das? Bei den Ratten wie auch bei den Menschen wird das ungünstige Fett in Endacannabinoide umgewandelt. Diese führen im Körper zu einem gesteigerten Appetit und somit zu mehr Hunger. Den Rest kann man sich denken.

Fisch und Umweltgifte

Mit steigender Verschmutzung der Weltmeere steigt auch der Vergiftungsgrad der darin lebenden Fische. Quecksilber und andere Schwermetalle findet man nachweislich im Fischfleisch. Mit dem Verzehr von Fisch steigt auch der Grad der Schwermetallbelastung im Körper. Bedeutet das, dass man keinen Fisch essen sollte?

Amerikanische Wissenschaftler haben in einer Langzeitstudie herausgefunden, dass die Vorteile, regelmäßig Fisch zu essen, die damit verbundenen Gesundheitsrisiken überwiegen. Die Untersuchung, die knapp 10 Jahre dauerte, befasste sich mit 700 Kindern auf den Seychellen, die im Durschnitt bis zu zwölf Portionen Seefisch aßen. Diese Fische enthielten allerdings eine hohe Dosis an Methylquecksilber, einem organischen Gift, das Lähmungen und Gehirnerkrankungen auslösen kann. Ausführlichere Tests zeigten jedoch, dass die Kinder keine gesundheitliche Schäden oder andere Erkrankungen davongetragen hatten.

Das Gleiche gilt für eine Studie von Oktober 2006. Dort stellten Wissenschaftler des Brigham-Hospitals in Boston/USA die Ergebnisse ihrer Studie vor, in der sie die Vor- und Nachteile einer fischreichen Ernährung gegenüberstellten. Der Bericht erschien in der Zeitschrift der Amerikanischen Ärztegesellschaft (JAMA). Das Ergebnis: Nach sorgfältigem Abwägen des Für und Wider ist Fisch trotz Umweltgiften immer noch gesund. Dennoch stellt sich die Frage: Warum Fisch essen trotz Giften? Man darf nicht vergessen, dass wir Menschen, bedingt durch unsere Umwelt, jeden Tag (Umwelt-)Giften ausgesetzt sind. Sei es durch die Nahrung, durch die Luft oder durch den Gebrauch von Konsumartikeln. Der Mensch ist von Natur aus angelegt, diese Gifte über die sogenannten Entgiftungsorgane wie die Leber, die Nieren, die Haut, die Lunge sowie auch den Magendarmtrakt auszuleiten. Das Essen von Obst und Gemüse wie auch das Trinken von Wasser unterstützen die Entgiftung tagtäglich. Auch Fasten, einige Wildkräuter und diverse Nahrungsergänzungsmittel können dazu beitragen, Gifte aus dem Körper auszuleiten. Der Mensch reagiert, genetisch bedingt, unterschiedlich auf Gifte, was mitunter auch der Grund ist, warum jeder 10. Raucher an Lungenkrebs erkrankt.

Dennoch sollte man Fische aus Küstengebieten (wo ein hoher Verschmutzungsgrad herrscht) meiden und solche verzehren, die weit genug von der Küste entfernt gefangen wurden. Fragen Sie daher den Fischverkäufer (Ihres Vertrauens), wo der Fisch gefangen wurde. Meiden Sie auch, wenn möglich, Fisch aus der Konserve, denn diese sind reich an Konservierungsstoffen, Kochsalz und Pflanzenölen.

Laut Greenpeace sollten Sie den Verzehr folgender Fischsorten reduzieren oder meiden: **Rotbarsch, Scholle und Seeteufel.**

Fazit:

Der Verzehr von Fisch birgt viele gesundheitliche Vorteile für das Gehirn und generell für den menschlichen Körper. Mindestens einmal in der Woche sollte es Fisch geben, mehr wäre besser. Achten Sie darauf, die Fischsorten zu verzehren, die einen hohen Omega-3-Anteil besitzen. Um einen ökologischen Beitrag zu leisten, kaufen Sie Fisch überwiegend aus nachhaltiger Fischzucht. Wer mehr darüber wissen möchte, dem kann ich die Webseite von Greenpeace empfehlen, die sich damit ausführlich beschäftigen **(www.greenpeace.de)**.

3. Gemüse bzw. Blattgemüse

Gemüse bzw. Blattgemüse ist eine weitere tragende Säule in der Paleo-Ernährung. Gemüse ist besonders reich an wertvollen Inhaltsstoffen, darunter lebensnotwendige Vitamine, Mineralstoffe, Ballaststoffe sowie **sekundäre Pflanzenstoffe**.

Kleiner Exkurs: Was sind sekundäre Pflanzenstoffe?

Hinter dem Begriff sekundäre Pflanzenstoffe verbergen sich mehr als 28.000 verschiedene Substanzen, die überwiegend von Pflanzen gebildet werden. Die Pflanzen bilden diverse Pflanzenstoffe als Schutz- und/oder Abwehrstoffe gegen Schädlinge. Man dachte, dass sekundäre Pflanzenstoffe für die menschliche Ernährung nicht wichtig seien. Erst in letzter Zeit erkannte man die Bedeutung dieser Stoffe. Sekundäre Pflanzenstoffe üben im menschlichen Körper eine Anzahl von Schutzfunktionen aus. Im Gegensatz zu den primären Pflanzenstoffen wie Kohlehydraten, Eiweißen, Vitaminen, Mineralstoffen usw. haben sekundäre Pflanzenstoffe keine Nährstoffeigenschaften für den menschlichen Körper.

Sie kommen in geringen Mengen in den Pflanzen vor und üben nachweislich eine positive Wirkung auf den Menschen aus. Sekundäre Pflanzenstoffe haben einen positiven Effekt auf die Gesundheit. Eine Ernährung mit viel Blattgemüse z.B. bietet Schutz vor Herz-Kreislauf-

Krankheiten, stärkt das Immunsystem und schützt uns vor freien Radikalen (zu freien Radikalen später mehr).

Mehr als 250 epidemiologische Studien haben erwiesen: Der Verzehr von Gemüse und Obst geht mit einem niedrigeren Krebsrisiko einher. Das gilt für Lunge, Mund und Rachen, Speiseröhre, Magen, Darm und Rektum sowie für die Bauchspeicheldrüse. Für weitere Krebsarten wie Blasen- oder Brustkrebs hält der World Cancer Research Fund Obst und Gemüse als risikosenkend für absolut möglich.

Essen Sie jeden Tag viel an Gemüse und, wenn möglich, roh. Achten Sie darauf, dass Sie viel Abwechslung in Ihren Speiseplan hineinbringen.

Hier eine grobe Auswahl an Gemüse:

Karotten, Tomaten, Gurke, Pilze, Aubergine, Rosenkohl Blumenkohl, Brokkoli, Zucchini, Rotkohl, Zwiebeln Artischocke, Weißkraut, Paprika, Löwenzahn, Chicorée Kopfsalat, Eisbergsalat, Ruccola, Endiviensalat, Feldsalat usw.

Die meisten Mineralien, Spurenelemente und Vitamine stecken in der Schale. Untersuchungen zufolge liegt der Gehalt an Vitaminen und Mineralstoffen in den Schalen von Äpfeln, Birnen usw. bis zu sieben Mal höher als im Fruchtfleisch. Daher wäre es von Vorteil, (Bio) Obst und Gemüse (diverse Sorten) möglichst ungeschält zu essen. Doch so appetitlich das Obst bzw. Gemüse auch aussehen mag: Auf den Schalen befinden sich eine Menge an Substanzen wie Pestiziden, Konservierungsmitteln und Wachs, die zum Teil gesundheitliche Nachwirkungen mit sich bringen können. Wer in Sachen Pestizide, Konservierungsstoffe usw. auf Nummer sicher gehen möchte, sollte generell zu Bioprodukten greifen.

Der Einsatz solcher giftigen Substanzen ist schon beim Anbau verboten. Dennoch möchte ich ein paar Tipps geben, wie man mit Obst und Gemüse richtig umgeht (Waschen/Reinigen), wenn man diese in einem konventionellen Supermarkt erworben hat.

Obst und Gemüse richtig waschen:

1. Tipp: Obst mit Wasser abwaschen

Der Klassiker: Obst und Gemüse sowie Blattsalat gründlich mit Wasser abspülen. Bei Blattgemüse wäre es von Vorteil, diese mindestens 5 Minuten in ein Wasserbad zu legen. So lösen sich Schnecken und kleine Tierchen, die sich im Salat eingenistet haben.

2. Tipp: Mit einem trockenen Tuch abreiben

Gerade bei Äpfeln und Birnen ist oft eine Wachsschicht aufgetragen, die sich mit bloßem Wasser nicht entfernen lässt. Man kann diese Schicht durch Reiben mit einem trockenen Tuch aus Stoff entfernen. Wenn man ein paar Tropfen Speiseöl auf den Lappen gibt und anschließend mit Wasser nachspült, geht die Schicht noch besser weg.

3. Tipp: Benutzen Sie eine Gemüsebürste

Obst oder Gemüse mit einer härteren Schale (Karotten, Kartoffeln, Birnen usw.) kann man mit einer handelsüblichen Gemüsebürste abbürsten. Optimal wäre, wenn die Bürste eine harte und eine weiche Seite besitzt.

4 Tipp: Obst- und Gemüsereiniger

Es gibt zwar fertige Obst- und Gemüsereiniger zu kaufen, die sich auch hervorragend eignen, um Obst und Gemüse zu waschen/reinigen. Dennoch ist es viel einfacher, seine eigene Mischung herzustellen. Das ist genauso wirksam und kostet nur einen Bruchteil davon.

Die Rezeptur:

- 1 Esslöffel Zitronensaft
- 1 Esslöffel weißer Essig
- 1 Große Tasse Trinkwasser
- 1 neue Sprühflasche

Vermischen Sie die Zutaten gründlich und füllen Sie sie in die Sprühflasche. Besprühen Sie Obst und Gemüse mit dem Reiniger und warten Sie zehn Minuten lang. Spülen Sie dann die Lebensmittel ausgiebig mit Wasser ab. Generell sollte m an Obst und Gemüse erst kurz vor Gebrauch waschen/reinigen, weil sie sonst schneller verderben. Denn durch das Reinigen werden nicht nur Schmutz, Rückstände und Bakterien entfernt, sondern auch die natürliche Schutzhülle der jeweiligen Frucht.

Obst und Gemüse richtig waschen ist keine Kunst, sondern nur eine Frage der Disziplin und sollte gerade wegen der eigenen Gesundheit und der der Familie am Herzen liegen.

Blattsalat sollte, wenn möglich, immer frisch geerntet sein und schnell verzehrt werden, da er nicht lange haltbar ist. Man sollte ihn auch in einem feuchten Tuch eingewickelt kühl und dunkel lagern. Viele Salatsorten sind auch druckempfindlich, daher sollte man ihn obenauf lagern und nicht in das volle Gemüsefach pressen.

Bio-Gemüse/Blattgemüse

In der heutigen Zeit wird oft auf Bio-Gemüse verwiesen. Doch nicht jedes Gemüse fällt unter diese Kategorie, weil Bio sich immer auf die Art des Anbaus bezieht. Bei Biogemüse wird darauf geachtet, dass kein chemischer Mineraldünger verwendet wurde und das angebaute Gemüse gentechnisch nicht verändert worden ist. Fakt ist, dass Bio-Gemüse zum Teil teurer ist als herkömmliches Gemüse. Das kommt daher, weil der Aufwand in der Herstellung höher ist als bei konventionellem Gemüse. Daher ist Bio natürlich immer eine Frage des Geldbeutels. Auch, wenn Bio hin und wieder in der Presse als unseriös abgestempelt wird, empfehle ich, wenn Sie Gemüse kaufen, dann Bio-Qualität. Auch, wenn viele Richtlinien, Biosiegel usw. meist irreführend sind, lohnt es sich, sich mit dem Thema zu befassen. Wer mehr wissen möchte, dem empfehle ich die Webseite: **www.bund.net**

Optimal wäre natürlich, sein Gemüse/Salat aus der Region zu kaufen, um die heimischen Bauern „im Ländle" zu unterstützen. Hierbei hat man die Möglichkeiten, mit dem Bauern selbst über das Erzeugnis zu reden und so wichtige Informationen über das Gemüse zu bekommen.

Noch ein Tipp am Rande:

Nach dem Kauf sollte Bio-Gemüse möglichst schnell verzehrt werden. Das kommt daher, weil das unbehandelte Biogemüse wesentlich kürzer haltbar ist als konventionelles Gemüse.

4. Obst

Vitamine helfen unserem Organismus, Stress, Umweltgiften und Infektionen entgegenzuwirken. Äpfel, Beeren usw. enthalten sehr viele Vitalstoffe wie Vitamine, Mineralien, Spurenelemente und sekundäre Pflanzenstoffe. Des Weiteren besitzt Obst eine Menge Antioxidantien gegen die sogenannten freien Radikale.

Kleiner Exkurs: Was sind freie Radikale?

Freie Radikale gehören zu den reaktionsfreudigsten und aggressivsten Molekülen, die man kennt. Sie entstehen durch normale Stoffwechselvorgänge, Umweltbelastungen, Strahlung (Sonne) oder Zigarettenrauch. Freie Radikale beschleunigen das Altern und machen krank.

So kann auch aus dem harmlosen Sauerstoff eine brisante Substanz entstehen. Beim Sauerstoff sind die Atome von gepaarten Elektronen umgeben. Sauerstoffradikale jedoch weisen ungepaarte Elektronen auf. Es verbindet sich dadurch mit anderen lebenswichtigen Bestandteilen der Körperzellen wie z.B. Nukleinsäuren, Eiweiß und Fettstoffen. Diese werden dabei oxidiert (Elektronen werden abgegeben) und Zellen, Zellmembran sowie auch der Zellkern werden geschädigt.

Vitamine schaffen es aber, den "Angreifern" ein Sauerstoffteilchen zu entreißen. Damit verlieren diese ihre zerstörerische Wirkung – sie werden regelrecht entschärft.

Man sagt deshalb: "Diese Vitamine wirken als Antioxidantien.“

Neben Vitaminen und Mineralien besitzt Obst Fruchtzucker. In vielen Diät-Ratgebern und Abnehm-Foren im Internet wird oft vor zu viel Obst gewarnt, da Obst angeblich dick machen würde. Absoluter Blödsinn. Obst besteht zu über 80 % aus Wasser und besitzt eine sehr geringe Energiedichte, sprich Kalorien. Fruchtzucker wird im Körper komplett anders verstoffwechselt als Industriezucker und kann daher auch ohne schlechtes Gewissen genossen werden.

Ein weiterer Grund für die irrige Annahme von Obst als Dickmacher ist, dass sich falsche Hoffnungen daran klammern, die sich nicht erfüllen. Viele Diätwillige schränken z.B. ihre Tagesrationen an fett- und kohlehydratereicher Nahrung unwesentlich ein und ersetzen dies mit Obst. Davon wiederum essen sie dann aber ungleich viel mehr, sodass der gewünschte Effekt, Kalorien zu sparen, nicht eintritt. Da der Obst-Fruchtzucker natürlich ebenfalls Kalorien enthält, ist so das vermeintlich Eingesparte schnell wieder aufgeholt. Zwar wird, wie erwähnt, der Fruchtzucker anders verstoffwechselt und schlägt daher in Sachen Kalorien letztlich relativ weniger zu Buche. Durch das aber eben oftmals unbedachte Mengenverhältnis der verschiedenen Kalorienquellen endet die Strategie „Obst als Ausgleich“ dennoch oft als Fehlschlag. Immerhin hat man sich dabei aber definitiv gesünder ernährt als sonst. Von Obst als

„Dickmacher" in dem Sinne kann dabei jedenfalls aber keine Rede sein.

Der Diät-„Papst" Dr. Strunz schreibt in seinem Buch **"Forever Young – Geheimnis Eiweiß"**, man dürfe so viel Obst essen wie man möchte, ohne Gefahr zu laufen, dick zu werden (dies gilt jedoch nicht für isolierten Fruchtzucker, siehe nächstes Kapitel) Auch Paleo-Papst Loren Cordain schreibt in seinem Werk **„Das Paleo-Prinzip der gesunden Ernährung im Ausdauersport"**, dass Obst und Gemüsesorten eine sehr niedrige **Glykämische Last** aufwiesen und daher ohne schlechtes Gewissen verzehrt werden dürften.

Kleiner Exkurs: Glykämischer Index / Glykämische Last Teil 2

Die Glykämische Last ist die Weiterentwicklung des Glykämischen Index (siehe Kleiner Exkurs: Der Glykämische Index Teil 1).

Bei der Glykämischen Last wird außer dem Glykämischen Index berücksichtigt, wie viel Kohlehydrate in einem Nahrungsmittel enthalten sind. Das ist ein wichtiger Punkt, der unbedingt berücksichtigt werden muss. Da gelten Melonen, Karotten und Bananen als Lebensmittel mit einem hohen Glykämischen Index und werden somit als Dickmacher verpönt. Berechnet man diese Lebensmittel aber nach der Glykämischen Last, sieht alles ganz anders aus.

Was ist genau der Unterschied?

Bei der Glykämischen Last werden der Glykämische Index und die Menge der Kohlehydrate je 100 g Nahrungsmittel miteinander verrechnet. Die Formel lautet:

GI/100 x KH = GL

Ein Beispiel:

Vergleichen wir den Glykämischen Index und die Glykämische Last von Wassermelone und Weißbrot.

Beim Glykämischen Index haben beide Nahrungsmittel einen Wert von +/- 70.

Daraus könnte man schließen, dass beide Lebensmittel gleich ungesund sind. Aus der natürlichen Melone wird plötzlich ein Dickmacher. Fakt ist aber, die Wassermelone hat deutlich weniger Kohlehydrate als das Weißbrot. Man muss also viel mehr Melone essen, um 100 g Kohlehydrate durch Melone zu bekommen als durch Weißbrot.

Kohlehydratgehalt von Melone: 8 g. auf 100 g.
Kohlehydratgehalt von Weißbrot: 47,8 g. auf 100 g.

Daraus ergeben sich folgende Berechnungen der Glykämischen Last:

Wassermelone: ***70/100 x 8 = 5,6 GL***
Weißbrot: ***70/100 x 47,8 = 33,46 GL***

Von Wassermelonen kann man also sechs Mal so viel essen wie von Weißbrot, um den gleichen Effekt hinsichtlich des Blutzuckerspiegels zu erreichen.

Dadurch werden die Wassermelonen wieder zu einem "gesunden" Lebensmittel und stehen nicht mehr auf einer Stufe mit Weißbrot.

Hier eine grobe Auswahl an Obst :

Äpfel, Kirschen, Erdbeeren, Trauben, Mangos, Ananas, Birnen, Kiwis, Orangen, Papayas, Melonen, Honigmelonen, Pflaumen, Himbeere, Limette und Bananen.

Wichtig: Meiden Sie Trockenfrüchte oder Obst aus der Dose, denn diese werden zum Teil reichlich nachgezuckert und haben einen großen Verlust an Vitaminen zu verzeichnen.

Fruchtzucker isoliert

Wenn möglich, meiden Sie pure Obstsäfte und machen Sie um Entsaftermaschinen einen großen Bogen. Obst sollte man immer als Ganzes genießen und nicht nur als Saft. Saft alleine enthält isolierten Fruchtzucker und wird im Körper aufgrund der fehlenden Bestandteile wie den Ballaststoffen komplett anders verstoffwechselt. Daher wird der Fruchtzucker aus ernährungswissenschaftlicher Sichtweise heute auch als kritisch betrachtet.

Bei erhöhtem Verzehr von **isoliertem Fruchtzucker** (enthalten in Obstsäften, Honig, Back- und Süßwaren) können Beschwerden wie Blähungen, Durchfall und Bauchschmerzen auftreten. Das kommt daher, dass die Kapazität des Transportsystems, das den Nahrungsfruchtzucker aus dem Dünndarm in den Körper transportiert, begrenzt ist. Die Grenzen liegen bei etwa 25 g je Portion bzw. 60 g je Tagesportion. Hinzu kommt, dass über 30 % der Bevölkerung unter Fruktosemalabsorption, sprich an einer Unverträglichkeit von Fruchtzucker leiden, die obendrein als solche oftmals nicht erkannt wird. Dabei ist die Fruktose-Aufnahmekapazität im Dünndarm deutlich eingeschränkt.

Des Weiteren begünstigt eine hohe Fruktoseverzehrsmengen die Gewichtszunahme. Die Triglyceridwerte des Blutes werden negativ beeinflusst und die Harnsäurewerte können ansteigen. Ein hoher Fruktoseverzehr wird mit der Entstehung des metabolischen Syndroms und, damit einhergehend, mit Bluthochdruck, Fettstoffwechselstörungen und verminderter Insulinempfindlichkeit in Verbindung gebracht. Daher genießen Sie Obst immer als Ganzes. Sollten Sie dennoch Obstsaft pur trinken wollen, dann verdünnen Sie diesen mit Wasser und genießen das Glas als Schorle.

Bio-Obst kaufen

Wie im Kapitel „Gemüse“ gilt auch hier, wenn möglich, kaufen Sie Bio-Obst und, wenn machbar, regional vom heimischen Bauer.

Warum Obst (Gemüse) der Saison essen?

Ob Erdbeeren im Januar, Spargel im Dezember oder Orangen im April – Verbraucher bekommen mittlerweile in Supermärkten alles, was das Herz begehrt. Alles außerhalb der Saison und der jeweiligen Jahreszeit. Was auf den ersten Blick harmlos oder gar verlockend erscheint, ist bei näherem Betrachten tückisch. Um es auf den Punkt zu bringen: Im importierten Obst und Gemüse stecken viele Gifte. Des Weiteren schadet der Transport der Umwelt. Gerade Gemüsesorten usw., die hier in Deutschland nicht wachsen, müssen von weit her geholt werden; per Flugzeug, Schiff oder LKW. Das bedeutet Abgase, einen hohen Spritverbrauch, hohe Kosten durch Hilfskräfte usw. Stellt sich die Frage: „Ist es ökologisch, eine Ananas zu essen?“

Beispiel: Damit Erdbeeren ein paar Wochen/Monate früher in die Supermärkte kommen, liegen in Spanien ganze Landstriche voller Erdbeeren unter einer Plastikfolie. Das feuchtwarme Klima unter dem Plastik lässt dadurch aber Pilze gedeihen. Deshalb spritzen viele Bauern die Felder reichlich mit Chemikalien. Daher oft die Warnung der Lebensmittel-Überwachungsämter vor frühen Früchten. Diese enthalten enorme Rückstände von Pflanzenschutzmitteln;

oft liegen die Konzentrationen nicht selten über den gesetzlichen Grenzwerten. Es spricht nichts dagegen, hin und wieder eine Ananas oder Kiwi zu verzehren. Wer nach Saison und aus der heimischen Region kauft, tut hierbei Gutes. Nicht nur der Umwelt zuliebe, sondern auch um der eigenen Gesundheit willen.

4. Nüsse, Fette und Öle

Nüsse, Öle und andere gesunde Fette sind ein weiterer Baustein der Paleo-Ernährung.

4.1 Nüsse

Nüsse sind reich an Mineralstoffen, Spurenelementen und Vitaminen. Nüsse galten lange Zeit als verpönt. Mittlerweile haben Wissenschaftler die kleinen und handlichen Kraftpakete rehabilitiert. Die fett- und vor allem eiweißreichen Samen liefern zwar viele Kalorien, punkten aber mit ihrem Gehalt an lebensnotwendigen Vitaminen und Mineralstoffen. Nicht zuletzt verdanken Nüsse ihr gewandeltes Image dem früher verteufelten hohen Fettanteil. Die knackigen Kerne enthalten bestimmte Fettsäuren, deren besondere Zusammensetzung die Blutfettwerte günstig beeinflusst.

Nüsse können den Cholesterinspiegel positiv beeinflussen und dienen hervorragend als Eiweißlieferant in Form von pflanzlichem Protein. Nüsse stabilisieren den Blutzuckerwert, unterstützen die Gefäße und mindern das Risiko für Magen- und Prostatakrebs.

Sind alle Nüsse aber auch wirklich Nüsse?

Botanisch betrachtet, ist nicht jede Nuss eine echte Nuss. Sind alle drei Schichten der Fruchtwand verholzt, kann man von einer echten Nuss sprechen. Dazu gehören: **Walnuss, Haselnuss, Eichel.**

Hingegen zählen die **Cashew-Nüsse, Pistazien, Para-Nüsse und Mandeln** zu den Steinfrüchten. Die Samen sind in der verholzten Innenschicht von einem weichen Fruchtfleisch umfüllt und von einer Haut geschützt. Damit sind diese Nüsse mit den Pfirsichen verwandt.

Die **Erdnuss** ist eine Hülsenfrucht wie die Erbse oder auch die Bohne. Hülsenfrüchte werden in der „Paleo-Welt" nicht verzehrt. Dazu aber in einem späteren Kapitel mehr.

Im Zusammenhang mit Erdnüssen fällt immer wieder einmal das Wort **Aflatoxin**.

Kleiner Exkurs: Aflatoxin

Aflatoxin ist ein Stoffwechselprodukt des Schimmelpilzes "Aspergillus flavus", der bevorzugt Erdnüsse befällt. Wie der Name schon andeutet, ist Aflatoxin sehr stark toxisch bzw. hochgiftig und krebserregend. Leider ist der Erreger gegen den Salz- bzw. Röstvorgang oder gegen küchentechnische Vorgänge wie Backen oder Kochen resistent.

Achten Sie daher beim Kauf auf wirklich einwandfreie, frische Qualität und geben Sie den Bioerdnüssen, die im Reformhaus bzw. beim Biohändler erhältlich sind, immer den Vorzug. Generell sollte man „verschrumpelte" und verfärbte Nüsse nicht mehr essen. Wenden wir uns nun einer besonderen Nuss zu:

Die Walnuss

Man sagt der Walnuss nach, sie sei die Königin der Nüsse. Die Walnuss ist reich an Vitamin E, das rheumatischen Erkrankungen sowie Gelenk-Schmerzen entgegenwirkt. Des Weiteren enthält sie reichlich an Mineralstoffen und Spurenelementen wie Calcium für Knochen und Zähne sowie Magnesium für Herz, Kreislauf, Muskeln und Nerven; Kalium für Herz und Muskeln, Eisen fürs Blut, Selen und Zink für die Immunabwehr, Kupfer für die roten Blutkörperchen. Walnüsse haben einen hohen Eiweißgehalt und sind auch leicht verdaulich Daher sind Nüsse generell ein unverzichtbarer Bestandteil der Natur- und Vollwert-Küche.

Die Walnuss ist reich an gesunden Fetten. Es handelt sich hierbei um mehrfach und einfach ungesättigte Fettsäuren, optimal gegen zu hohen Cholesterinspeiegel. Walnüsse haben im Vergleich zu anderen Nussarten den höchsten Anteil an Omega-3-Fettsäuren (100 g Walnüsse enthalten 9,1 g Omega-3-Fettsäuren). Im Vergleich weist die gleiche Menge an Pinienkernen nur 1 g Omega-3-Fettsäuren auf.

Walnusskonsum und Prostatakrebs

Walnüsse können offensichtlich auch Prostatakrebs bremsen. Eine Tierstudie zeigt, dass Prostatatumore langsamer wachsen und wesentlich kleiner bleiben, wenn Nager reichlich Walnüsse zu essen bekommen. Am Ende der Untersuchung waren die Prostatageschwüre bei den walnussgefütterten Mäusen im Schnitt 50 % kleiner und entwickelten sich nur ein Drittel so schnell wie die Tumore der Kontrolltiere.

Nüsse, Kalorien und Phytinsäure

Auch wenn Nüsse viele Vorteile mit sich bringen, haben sie auch gewisse Nachteile. Nüsse beinhalten sogenannte Antinährstoffe, insbesondere die Phytinsäure. Die Phytinsäure –so viel sei hier bereits gesagt – hat die Eigenschaft, Mineralien zu binden. Doch dazu in einem späteren Kapitel mehr. Des Weiteren haben Nüsse eine sehr hohe Kaloriendichte: 100 g Nüsse enthalten ca. 700 kcal (Kalorien). Das bedeutet, wer Nüsse mag, sollte ruhig hin und wieder welche essen, aber dann in Maßen. Als Richtwert gilt, eine gute Handvoll.

Nüsse kaufen Sie zwecks Qualitätssicherung am besten im Bio-Laden oder im Reformhaus. Wenn möglich, „Natur“ (d.h., ohne Salz oder sonstige Gewürze).

4.2 Fette und Öle

Fette und Öle präsentieren sich uns in den verschiedensten Formen: Mal als Sahne im Kaffee oder versteckt in Soßen, aber auch als Dressing für den Salat. Fett braucht der Mensch, denn ohne Fett kann der Mensch nicht existieren. Zudem brauchen wir Fett, um die fettlösliche Vitamine A, D, E und K aufnehmen zu können. Schließlich sind Fette auch Bestandteile von Zellen und Bausteinen einiger Hormone. Ein Mangel an lebensnotwendigen ungesättigten wie auch gesättigten Fettsäuren kann schnell zu gesundheitlichen Schäden führen.

Nahrungsfette werden nach pflanzlichen und tierischen Fetten unterschieden.

Speiseöle wie: Sonneblumenöl, Distelöl, Leinöl, Rapsöl, Sesamöl, Weizenkeimöl, Maiskeimöl

Feste Pflanzenfette wie: Kokosfett, Palmfett

Schlachtfette wie: Schweineschmalz, Rindertalg

Streichfette wie: Butter und Magarine

Des Weiteren unterscheidet man gesättigte/ungesättigte- und mehrfach ungesättigte Fettsäuren.

Kleiner Exkurs: Gesättigte/Ungesättigte Fettsäuren

Eingeteilt werden Fettsäuren je nach Anzahl der Kohlenstoffatome in die Kettenlängen kurz-, mittel und langkettig. Daher werden die Fettsäuren eingeteilt in gesättigt, einfach ungesättigt und mehrfach ungesättig. Dies sagt aus, inwieweit die Kohlenstoffatome mit Wasserstoffatomen abgesättigt sind.

Folgende kurze Übersicht zeigt diese Verteilung im Detail.

Kurzkettige Fettsäuren: 4-6 Kohlenstoffatome
Mittelkettige Fettsäuren: 8-12 Kohlenstoffatome
Langkettige Fettsäuren: 14-24 Kohlenstoffatome

Gesättigte Fettsäuren:

Gesättigte Fettsäuren findet man vor allem in tierischen Lebensmitteln, wie Butter, Wurst, Fleisch Käse sowie in Milch und Milchprodukten.

Einfach ungesättigte Fettsäuren:

Das bekannteste Beispiel für eine einfach ungesättigte Fettsäure ist das Olivenöl. Aber auch in Raps- und Erdnussöl sind die einfach ungesättigten Fettsäuren zu finden.

Mehrfach ungesättigte Fettsäuren:

Mehrfach ungesättigte Fettsäuren sind essenziell, d.h. sie können nicht vom Körper selbst hergestellt werden und müssen über die Nahrung aufgenommen werden, da sie lebensnotwendig sind. Quellen für mehrfach ungesättigte Fettsäuren wären: Nüsse und Pflanzenöle wie Sonnenblumenöl oder Distelöl.

Sowohl durch Studien als auch durch die Medien bekam über Jahre hinweg ausgerechnet das Fett selbst sozusagen sein „Fett weg", d.h. es erhielt einen sehr schlechten Ruf und man mied es wie der Teufel das Weihwasser. Fett war verpönt als Krank- und Dickmacher. Das Ergebnis der fettarmen Ernährung ist jedoch überraschend und sollte zu denken geben: Es gab noch nie so viele übergewichtige Menschen wie heute. Auch die zahlreichen „Light-Produkte" konnten nicht verhindern, dass die Deutschen/Europäer immer dicker wurden.

Fett wurde verteufelt, stattdessen wurde den Menschen eine kohlehydratreiche Kost verordnet. Das Ergebnis: **Übergewicht, Diabetes, Metabolisches Syndrom (Insulinresistenz, Bluthochdruck** usw.).

Gerade im Rahmen der Paleo-Ernährung hat Fett einen wichtigen Stellenwert:

- Fette sind wichtig zur Aufnahme der fettlöslichen Vitamine A,D,E und K

- Fett sorgt in der Nahrung für ein natürliches Sättigungsgefühl

- Fette sind für die Funktion von Hormonen und Enzymen unentbehrlich.

- Fette bilden die am stärksten konzentrierte Speicherungsform von Energie (hohe Energiedichte)

- Fette werden vom Gehirn benötigt

- Fett reduziert Entzündungen im Körper

- Fett ist in der Nahrung der Geschmacksgeber

Schließlich verhindern Fette extreme Schwankungen des Blutzuckerspiegels und eine extreme Insulinausschüttung.

Öle und Fette im Supermarkt

Der Verbraucher greift im Discounter in der Regel nach dem billigsten Pflanzenöl, ohne sich darüber Gedanken zu machen, wie Pflanzenöle eigentlich entstehen. Industriell hergestellte Fette/Öle werden in massiver Form verarbeitet, damit sie möglichst billig, geruchlos und mit einer maximalen Haltbarkeit verkauft werden können. Die Kerne oder Nüsse werden mit chemischen Lösungsmitteln gepresst. Anschließend wird dieses Öl entwachst, mit aggressiven und basischen Stoffen raffiniert und gebleicht. Bei Temperaturen von bis zu 270°C wird die Geruchsintensität stark minimiert und chemische Konservierungsstoffe kommen hinzu. Das Öl wird entschäumt und anschließend gehärtet. Was nach einem derartigen Bearbeitungsprozess vom Öl noch übrig bleibt, steht in den Regalen sämtlicher Discounter usw. Übrigens muss ein Öl laut Gesetz nur mindestens 50 % des angegebenen Öls enthalten. Der Rest kann irgendein billiges Öl sein.

Auch der Begriff „kaltgepresst" ist ein wenig irreführend. Die gängigen Speiseöle, die man im Supermarkt kaufen kann, werden nach dem Pressen mit hoher Temperatur weiterverarbeitet. Wir sprechen hier von Temperaturen von 180°C bis 230°C. Diese Temperaturen verändern die ungesättigten Fette nachteilig und machen diese wertlos, abgesehen von weiterführenden Verarbeitungsprozessen wie bereits beschrieben.

Pflanzenfette

Nicht nur die ausgiebige industrielle Verarbeitung macht aus den Pflanzenölen/Fetten ein minderwertiges Produkt: Auch der hohe Anteil an Omega-6-Fettsäuren (siehe Kapitel 1.1 Fisch/Exkurs) sowie der Anteil an Transfettsäuren sind auf lange Sicht für den Körper nicht förderlich.

Kleiner Exkurs: Was sind Transfettsäuren?

Transfette sind chemisch veränderte ungesättigte Fettsäuren, welche bei der industriellen Verarbeitung von Nahrungsmitteln entstehen. Bei diesem technologischen Verfahren (z.B. der Härtung von Fetten) werden Pflanzenöle streichfähig und hitzebeständig gemacht. Bei der Fetthärtung entstehen die sogenannten Transfettsäuren.

Durch Erhitzen (ab etwa 130°C) von Pflanzenölen mit hohem Gehalt an mehrfach ungesättigten Fettsäuren entstehen ebenso Transfettsäuren, die daher auch in vielen frittierten Produkten, Fast-Food Produkten und Backwaren vorkommen.

Produkte wie z.B.: Pommes frites, Kekse, Kartoffelchips, Cracker, Mikrowellen-Popcorn, Berliner, Blätterteig und verschiedene Back- und Bratfette besitzen eine hohe Menge an Transfettsäuren. Vorne mit dabei: die so beliebte Margarine.

Medizinisch bewiesen ist, dass Transfettsäuren das Risiko für eine koronare Herzerkrankung und damit für einen plötzlichen Herztod deutlich erhöhen. Zusammenhänge gibt es auch zwischen der Transfettsäure und anderen Erkrankungen wie: hoher Blutdruck, Morbus Crohn und Übergewicht.

Studien in den USA haben zudem ergeben, dass der Konsum von Transfetten das Entstehen von Alzheimer be-

günstigen kann. Forscher haben auch festgestellt, dass Transfette für Entzündungen im Körper verantwortlich sind und somit auch das Gehirn angreifen können.

Aufgrund der industrielastigen Verarbeitung und des hohen Anteils an Omega-6-Fettsäuren und auch Transfettsäuren sollte man sämtliche Getreide-Öle wie Weizen-Öl oder Mais-Öl stark einschränken, wenn nicht sogar meiden. Das betrifft auch sämtliche Sonnenblumen- und Distelöle sowie die aus diesen vier Ölsorten hergestellten Margarinen.

Die Margarine – wirklich gesund?

„Margarine schmeckt lecker und ist gesund." Seit Jahren macht uns die Lebensmittelindustrie weis, dass eine billig produzierbare Wagen- und Waffenschmiere aus Öl, Wasser und Chemie für unsere Gesundheit unentbehrlich sei, nur weil man abseits der bekannten Werbemaßnahmen dieses Produkt außerdem unter der prätentiösen Bezeichnung „Margarine" verkauft.

Die Geschichte der Margarine:

Der Franzose Hippolyte Mège Mouriès erhielt am 15. Juli 1869 das Patent für die Herstellung von Margarine; zu diesem Erfolg beflügelt habe ihn Napoleon III. auf der Suche nach einem billigen Speisefett zur Versorgung seiner Armee (dies gilt allerdings als ein wenig umstritten). Der Rohstoff für diese Margarine war zu Anfang noch Rindertalg oder Schweinefett, was billig war und bald Verwendung in ganz Europa fand. Später kamen Milch, Wasser, gehackter Schafmagen und Kuheuter hinzu, um dann mit Hitze, Druck und Lauge eine feste, weiße Schmiere herzustellen. So betrachtet also nicht gerade sehr appetitlich.

In den fünfziger Jahren begann die Margarine-Industrie dem Streichfett, was inzwischen aus pflanzlichen Ölen hergestellt wurde, ein modernes Image zu verpassen. Jetzt wurde an das wachsende Gesundheitsbewusstsein der Verbraucher appelliert. Man wollte den tierischen Fetten Paroli bieten und sammelte fragwürdige Argumente für Margarine und gegen tierische Fette (wie auch die Butter). Mehr ungesättigte Fettsäuren und weniger Cholesterin im Vergleich zur Butter sollten angeblich das Herzinfarktrisiko mindern, dies war und ist heute noch das Hauptargument.

Eine solch wertende Dualität zwischen Butter und Margarine besteht kurioserweise schon seit Langem, allerdings ursprünglich nicht zugunsten der Margarine: Als in Kriegszeiten reine Butter knapp und kaum erschwinglich war, musste man auf die billigere Margarine oder sonstige Ersatzfette zurückgreifen. D.h., die reine, echte "gute Butter“ war für seltene, besondere Gelegenheiten vorbehalten und galt als entsprechend kostbar, während die Margarine bestenfalls als unvermeidliche Notlösung Akzeptanz fand und geringschätzig nur als „Butter“ bezeichnet wurde (womit man also eigentlich eine Art Butterersatz meinte). Das damalige, vor wirtschaftlichem Hintergrund entstandene, letztlich aber geschmacklich orientierte Urteil bescherte also der reinen Butter die höhere Beliebtheit, während das moderne gesundheitliche Denken wiederum der Margarine das Wort redet.

Doch nun das Paradoxe: Es gibt bis heute immer noch keine einzige wissenschaftliche Studie, die den gesundheitlichen Vorteil der Margarine belegen kann!

Vielmehr deutet einiges darauf hin, dass Verbraucher von Margarine tendenziell sogar ein höheres Herzinfarktrisiko haben, als solche, die keine Margarine verzehrt haben. Ein weiteres Manko der Margarine wäre ihr hoher Anteil an Transfettsäuren, deren gesundheitliche Folgen wir bereits erörtert haben **(siehe Kleiner Exkurs: Was sind Transfettsäuren?).**

Zur Liste der Zutaten für Margarine kommen hinzu:

Wasser, Magermilch, Emulgatoren, Stärkesirup, Aromastoffe, Farbstoffe, Milcheiweiß und Milchzucker sowie künstliche Vitamine. Weiterhin zugesetzt sein können Geschmacksstoffe, Salz, Konservierungsstoffe, modifizierte Stärken und Säuerungsmittel.

Bedingt durch ihren Herstellungsprozess, enthält Margarine des Weiteren Spuren von Metallen wie Nickel und Aluminium. Derlei Rückstände lagert der Körper in Zellmembranen ab, was Zellfunktionen verändert und unser Nervensystem ungünstig beeinflussen kann. Aus all diesen genannten Gründen geht Dr. Bruce West von der unabhängigen Gesundheitsorganisation "Health Alert" sogar so weit, Margarine als **"flüssiges Plastik"** zu bezeichnen, dessen Verzehr jede einzelne Zelle im Körper negativ beeinflusst.

Die Cholesterin-Lüge

In den 60er Jahren führte die Soja- und Margarine-Industrie der USA zahlreiche Kampagnen gegen Butter und Cholesterin. Das Ziel war, den Absatz ihres Produktes in die Höhe zu treiben. Sämtliche Arztpraxen bekamen wissenschaftliche Studien, die eigentlich getarnte Werbematerialien enthielten, zugeschickt. Darin stand, das Cholesterin der Hauptverursacher zahlreicher Herz- und Kreislauferkrankungen sei.

Cholesterin ist ein Molekül und hat viele wichtige Funktionen im Körper: Es ist Baustoff für Zellen und Gewebe sowie Grundlage für die Bildung wichtiger Hormone, Gallensäuren und Vitamin D. Der Mensch nimmt Cholesterin zum einen mit der Nahrung auf, zum anderen stellt er es in Leber und Darm selbst her. Cholesterin ist nicht gut in Wasser löslich. Darum wird es im Blut für den Transport an bestimmte Eiweiße gebunden, die sogenannten Lipoproteine. Es gibt verschiedene Lipoproteine: LDL, HDL, VLDL und IDL. Haupttransportprotein für Cholesterin im Blut ist das LDL. Hat ein Mensch zu viel Cholesterin im Blut, hat er ein hohes Risiko für eine Arteriosklerose (Arterienverkalkung) mit Folgekomplikationen. Die nach wie vor gängige (Lehr-)Meinung ist, man solle cholesterinhaltige Lebensmittel wie Eier, Butter und andere tierische Produkte meiden, um besagten Herz- und Kreislauferkrankungen vorzubeugen. Die Wahrheit ist, dass bei einer Verengung der Arterie die Ablagerungen zu ca. 10-13 % aus Cholesterin und oft zu 30 % Protein bestehen. Niemand würde auf die Idee kommen, deshalb Proteine komplett aus der Nahrung zu streichen.

Der mittlerweile verstorbene Dr. Max Otto Bruker, der das Buch **„Cholesterin – der lebensnotwendige Stoff"** schrieb, wirft wieder einen Blick zurück in die Geschichte. Die Menschen auf dieser Erde haben seit Jahrtausenden das Milchfett in Form von (Roh-)Milch oder Butter genossen und sind dadurch nicht krank geworden, geschweige denn, dass sie durch den Genuss von Butter einen Herzinfarkt bekommen hätten. Die Höhe des Cholesteringehalts im Blut geht nicht mit dem Verzehr tierischer Fette einher. Auch die Muttermilch enthält übrigens große Mengen an Cholesterin.

Prof. Yudkin vom Ernährungswissenschaftlichen Institut in London kam zu dem Schluss, dass für die Entstehung der Arteriosklerose Störungen im Kohlehydratestoffwechsel durch Genuss isolierter Kohlehydrate (Industriezucker / Weißmehle) von entscheidender Bedeutung sind und nicht die Cholesterin-Hysterie.

Weston Price, ein amerikanischer Zahnarzt und Ernährungswissenschaftler, besuchte zahlreiche Naturvölker der Erde. Er stellte fest, dass sie durch den Verzehr ihrer (tierischen) Lebensmittel sehr viel an Cholesterin zu sich nahmen – mit dem Ergebnis, dass diese Menschen frei von

Herz-Kreislauferkrankungen waren. (Wer mehr über das Thema wissen möchte: siehe die Buch-Empfehlung hinten im Anhang)

Wirklich ungesund? Gesättigte Fette

Fett, vor allem die gesättigten Fette aus tierischen Produkten, haben in unserer Gesellschaft nach wie vor einen sehr schlechten Ruf. Gesättigte Fette, wie sie beispielsweise in Butter, Sahne, Kokosfett, Speck und Schmalz vorkommen, gelten besonders für die Blutgefäße als ungesund. Bisher standen diese Fette auch im Verdacht, Arterien zu verstopfen und Herzinfarkte auszulösen.

Nach wie vor empfehlen Ernährungsberater und Ärzte, „weniger Fett und dafür mehr Kohlehydrate in Form von Kartoffeln, Getreideprodukten usw." zu verzehren. Diese Empfehlung, die es seit Jahrzehnten gibt, hat sämtliche Zivilisationskrankheiten wie Syndrom „X", Diabetes, Herz-Kreislauferkrankungen sowie Fettleibigkeit nicht rückgängig gemacht, geschweige zum Stillstand gebracht. Diabetes u.Ä. sind nach wie vor eine starke Bedrohung mit steigender Tendenz. Es gilt hier mit alten Mythen aufzuräumen und altes Denken bzw. alte Dogmen zu hinterfragen.

Eine im *American Journal of Clinical Nutrition* **(Link siehe Quellenangabe)** veröffentlichte Studie ergab, dass der Verzehr von Fett, insbesondere von gesättigten Fetten, das Voranschreiten einer Arteriosklerose (Arterienverengung) zum Beispiel bei Frauen nach den Wechseljahren verlangsamt. Bei jenen Frauen, die das meiste Fett, vor allem gesättigte und die meisten einfach ungesättigten Fettsäuren gegessen hatten, war die Verengung der Herzkranzgefäße innerhalb des dreijährigen Beobachtungszeitraumes am wenigsten fortgeschritten. Eine in diesem Zeitraum beschleunigte Gefäßverengung fanden die Forscher bei jenen Frauen, die besonders viele mehrfach ungesättigte Fettsäuren (Pflanzenöle, besonders Omega-6) und viele Kohlehydrate gegessen hatten. Dies betraf vor allem Lebensmittel mit viel Kohlehydraten, die den Blutzuckerspiegel stark ansteigen lassen; ein weiterer Faktor hierbei war **Bewegungsmangel**, d.h., wenn sich die betroffenen Frauen durch geringe körperliche Aktivität auszeichneten.

Prof. Dr. Wolfgang Lutz, österreichischer Mediziner und ein Pionier von Low-Carb, machte die gleichen oben erwähnten Beobachtungen. In den Folgejahren behandelte er in seiner Praxis nach eigenen Angaben rund 10.000 Patienten mit einer Ernährung, die überwiegend aus Eiweiß, Fetten (gesättigten und einfach ungesättigten) und wenig Kohlehydraten bestand. Dr. Lutz war ein Gegner von zu viel Kohlehydraten, was er in seinem Buch „Leben ohne Brot“ ausführlich erläutert.

Dr. Lutz’ Aussage war deutlich: Der Mensch sei ursprünglicher Jäger und Sammler und nicht an die hohen Mengen Kohlehydrate, die wir heutzutage äßen, gewöhnt. Daher komme es zu zahlreichen Störungen im menschlichen Körper, was die Ursache für zahlreiche Erkrankungen und Übergewicht sei. Nicht im Vordergrund stand bei Lutz der Aspekt des Abnehmens; dies war lediglich ein angenehmer Nebeneffekt der These, die er an seinen Patienten erprobte.

Seine Forschung wurde ausgiebig honoriert: Dr. Lutz erhielt Auszeichnungen der "Royal Society of Medicine" und im Jahr 2007 den "Freedom of the City of London Award". Zudem war er Ehrenprofessor der Metropolitan University of Dublin (Irland). Er starb 2010 mit 97 Jahren.

Zurück zu den gesättigten Fetten.

Die viel gescholtenen gesättigten Fettsäuren, denen alle aus dem Weg zu gehen versuchen, haben viele Funktionen im menschlichen Körper:

- Gesättigte Fettsäuren bilden zu rund 50 % aller Zellmembranen des Körpers. Sie verleihen den Zellen ihre erforderliche Steifigkeit und Festigkeit.

- Sie spielen eine lebenswichtige Rolle in der Gesundheit unserer Knochen. Damit Calcium wirksam in die Bildung des Knochenskeletts integriert werden kann, müssen mindestens 50 % der Nahrungsfette gesättigte Fette sein.

- Sie unterstützen das Immunsystem.

- Sie schützen die Leber gegen die Wirkung von Alkohol und anderen toxischen Substanzen.

- Sie werden benötigt für die richtige Verwendung von essenziellen Fettsäuren im Körper. Omega-3-Fettsäuren werden besser im Gewebe behalten, wenn ausreichend gesättigte Fettsäuren vorhanden sind.

- Gesättigte Fettsäuren sind die bevorzugten Nährstoffe für das Herz. Daher ist das Fett um den Herzmuskel hoch gesättigt. Das Herz greift in Stress-Situationen immer auf diese Reserven zurück.

Einen hohen Anteil an gesättigter Fettsäure findet man auch in Muttermilch, genauso wie in den Nahrungsmitteln vieler Länder, die nach wie vor eine traditionelle Ernährungsweise pflegen.

Andere Länder, andere Sitten.

Im Norden Indiens essen die Menschen viel mehr tierische Fette als im Süden, haben aber weniger Herzkranz-Erkrankungen. Die Massai, ein Stamm in Afrika, leben überwiegend von Milch und Rindfleisch. Sie kennen keine Herzkranz-Krankheiten und ihre Cholesterinwerte sind stabil. Die Inuit (Eskimos) essen jede Menge an Fischfetten und Fett von Meeressäugern. So lange sie sich auf ihre urtümliche Art ernähren, sind sie praktisch frei von Herz-, Kreislauf- und ähnlichen Erkrankungen.

Eine Studie unter im Jemen lebenden Juden, deren Nahrung ausschließlich tierische Fette enthält sowie eine Studie unter in Israel lebenden jemenitischen Juden, die ihren Fettbedarf aus Margarine und pflanzlichen Ölen beziehen, ergaben, dass erstere kaum Herzkrankheiten und Diabetes hatten, letztere aber viel unter solchen Krankheiten leiden. Dieselbe Studie stellte auch fest, dass die im Jemen Lebenden kaum Zucker in der Nahrung haben, die in Israel Lebenden aber 25-30 % ihrer Kohlehydrate mit Zucker decken.

Die gute Volksgesundheit der Japaner, deren Lebenserwartung höher ist als die in allen anderen (westlichen) Industrienationen der Erde, wird allgemein deren fettarmer Ernährung zugeschrieben. Obwohl die Japaner wenig Molkereifette essen, ist die fettarme Ernährung der Japaner als solche nicht ganz richtig. Was die Japaner nicht viel konsumieren, ist pflanzliches Öl, Weißmehl und industriell hergestellte Nahrungsmittel, obwohl sie weißen Reis essen. Die Lebenserwartung der Japaner ist seit dem Ende des 2. Weltkriegs gestiegen, zusammen mit einem Anstieg von tierischem Fett und Protein in der Nahrung. Diejenigen, die als Beleg für die Wirkung der Niedrigfett-Diät auf japanische Statistiken verweisen, vergessen außerdem, dass die Schweizer eine fast gleich große Lebenserwartung haben, obwohl sie eine der fettreichsten Ernährungsweisen auf der Welt besitzen. Zum Schluss noch etwas zu den Franzosen: Jeder, der einmal quer durch Frankreich gereist ist und überall gegessen hat, kann feststellen, dass die einheimische Küche mit gesättigten Fetten in Form von Butter, Eiern,

Käse, Sahne, Leber, Fleisch usw. überladen ist. Dennoch leiden in Frankreich weniger Menschen an Herzkreislauf-Erkrankungen als in vielen anderen westlichen Ländern.

Gesättigte Fette, das Sättigungsgefühl und Naturvölker

Fett ist nicht nur ein Geschmacksträger, sondern fördert auch unser natürliches Sättigungsgefühl. Nach einer Mahlzeit mit (gesättigtem) Fett fühlen wir uns satt und dies hält auch länger an als bei einer Fast-Food Mahlzeit mit viel Weißmehl, Zucker und künstlichem Geschmacksverstärker. Dennoch darf man nicht vergessen, dass Fett auch immer eine hohe Energiedichte besitzt. Daher sollte man Fett immer in Maßen verzehren.

Weston Price, den wir bereits erwähnt hatten, konnte keine Naturvölker entdecken, die Pflanzenöl konsumierten. Einige Volkgruppen, wie im Südpazifik, nahmen zwar Kokosöl zu sich, was aber zu 90 % aus gesättigten Fettsäuren besteht. Auch die Schweizer Bergbauern, die viel Rohmichbutter verzehrten, waren, wie auch die Naturvölker mit Kokosöl, frei von Herz- und Kreislaufproblemen oder Übergewicht.

Mit dem Einzug von ungesättigten und mehrfach ungesättigten Ölen, mit der Fett-Verweigerungs-Propaganda, demhohen Konsum an leeren Kohlehydraten (in welcher Form auch immer) sowie auch dem Anstieg an hoch verarbeiteten Lebensmitteln nahmen viele Krankheiten in den Industriestaaten rapide zu.

Kleiner Exkurs: Die Kokosnuss / Gesunde gesättigte Fette

Seit Generationen nutzen (Insel-)Bewohner tropischer und subtropischer Gebiete ganz selbstverständlich die Vielfalt der Kokosnuss. Der Fett-, Eiweiß- und Vitamingehalt dieser hervorragenden Frucht sorgte über viele Jahre dafür, dass die Bewohner der tropischen Paradiese gesund und wohlgenährt waren. Obwohl viele Speisen einen hohen Fettgehalt aufwiesen, war auch der Vitamingehalt außerordentlich hoch und die Inselbewohner erfreuten sich bester Gesundheit. Heute noch gilt die Kokosnuss in ihren Heimatländern als Stärkungsmittel und vollwertige Mahlzeit.

Genauso wie die Banane oder auch die Avocado zählt sie zu den vollständigen Lebensmitteln, von denen sich der Mensch wochenlang allein ernähren könnte, ohne einen Mangel zu leiden. Neben wertvollem Eiweiß dient die Nuss hervorragend auch als Gehirnnahrung. Des Weiteren enthält die Kokosnuss Fette (Laurinsäure), die gegen Bakterien und Viren angehen. Zahlreiche Forschungsergebnisse lassen erkennen, dass natürliches Kokosfett als Bestandteil der Ernährung zu einer Normalisierung der Körperfettwerte führt, die Leber vor Alkoholschäden und Giften schützt und die entzündungshemmende Reaktion des Immunsystems deutlich verbessert.

Der Nährwert ist phänomenal. Die Kokosnuss ist reich an Magnesium, Kalium, Phosphor und Calcium. Bei den Spurenelementen sind besonders Eisen, Mangan, Kupfer

und Zink hervorzuheben. Außerdem ist die Kokosnuss reich an allen B-Vitaminen und an Vitamin E.

Die Kokosnuss ist durch ihre Bestandteile sehr vielschichtig. Das Kokosfleisch ist optimal geeignet für Snacks und Zwischenmahlzeiten. Die Kokosmilch bzw. das Wasser für Soßen und Getränke, das Kokosfett zum Braten, Kochen, und Backen. Durch die Kombination der Kokosnuss mit anderen traditionellen Lebensmitteln wie Fisch, Fleisch, Gemüse, Früchten entsteht eine nahrhafte, sättigende und dabei ausgesprochen vitamin-, mineralstoff- und ballaststoffreiche Ernährung.

Die Kokosnuss kann man als ganze Nuss genießen, gibt es auch als fertiges Pflanzenfett, als Saft oder auch als Mehl.

Gute Fette / Schlechte Fette

Fassen wir zusammen:

Pflanzenöle, wie wir sie kennen, kommen in der Natur nicht vor. Des Weiteren werden Pflanzenöle so stark und aufwendig bearbeitet, dass der angegebene Nährwert in keiner Relation steht. Gesättigte Fette (aus tierischen Produkten) haben viele nützliche Funktionen im menschlichen Körper, so dass eher ein Nicht-Verzehr zu gesundheitlichen Problemen führen kann. Durch Erhitzen (ab etwa 130°C, eine Temperatur, die beim Braten oft überschritten wird) von Pflanzenölen mit einem hohem Gehalt an mehrfach ungesättigten Fettsäuren entstehen die sogenannten Transfettsäuren.

Transfettsäuren, die auf lange Sicht gesundheitliche Risiken bergen und unter anderem in Nahrungsmitteln vorkommen wie Pommes frites, Chips, Keksen, Fast Food, Teigwaren (Blätterteig) usw., gilt es generell zu meiden. Handelsübliche Pflanzenöle (Sonnen-, Distelöle usw.) besitzen einen sehr hohen Anteil an Omega-6-Fettsäuren, die wir im Verhältnis zu den Omega-3-Fettsäuren zu viel konsumieren – bedingt durch den hohen Verzehr von Getreideprodukten (mit hohem Anteil an Omega-6-Fettsäuren) und Fleischprodukten aus Masttierhaltung.

Zum Braten und Kochen eignen sich am besten tierische Fette wie Butter oder Gänseschmalz. Eine Alternative als Fett zum Kochen, Backen oder Braten stellt Kokosöl dar. Kokosöl bzw. -fett ist zwar pflanzlich, aber es enthält praktisch keine mehrfach ungesättigten Fette und hat somit auf das Omega-3-/Omega-6-Verhältnis im menschlichen Körper keinen direkten negativen Einfluss.

Gelegentliche Ausnahmen wären…

Nussöle, aber auch Olivenöl enthalten wenige Omega-6-Fettsäuren und sind in Maßen durchaus empfehlenswert. Vor allem ist das Olivenöl zum Braten geeignet, da Olivenöl bis zu 180°C heiß werden kann, ohne, dass Transfettsäuren entstehen. Die im Olivenöl vorkommenden Antioxidantien haben die Eigenschaft, die Aufspaltung der ungesättigten Fettsäuren in Transfettsäuren zu verhindern.

Traubenkernöl kann auch gelegentlich zum Braten und Kochen benutzt werden. Raffiniertes und kaltgepresstes Traubenkernöl besitzt einen Rauchpunkt (Rauchpunkt ist die niedrigste Temperatur, bei der über einem erhitzten Öl oder Fett die deutlich sichtbare Rauchentwicklung beginnt), der bei ca. 200°C liegt. Deshalb sind beide Öle, unabhängig von den Gewinnungsverfahren, zum Braten und Kochen geeignet. Allerdings werden viele der wertvollen Inhaltsstoffe des kaltgepressten Traubenkernöls durch hohe Brattemperaturen zerstört. Deshalb sollte mit Traubenkernöl nur schonend gebraten werden.

Unabhängig von der jeweiligen Fettsäureart oxidieren alle Öle unter starker Hitze. Deswegen soll man Lebensmittel, die z.B. gebraten werden, nicht großer Hitze aussetzen, sondern, wenn möglich, bei niedriger oder mittlerer Temperatur dünsten oder schmoren.

5. Wildkräuter / Gewürze

Wildkräuter wie auch Gewürze sind ein weiterer Baustein in der Paleo-Ernährungspyramide. Das Thema „Frische Wildkräuter" findet meiner Meinung nach (auch unter den Paleo-Anhängern) viel zu wenig Beachtung – wirklich schade! Denn wenn man weiß, welche Kraft in den unscheinbaren Kräutern steckt, möchte man sie später nicht mehr missen. Zunächst ein paar allgemeine Informationen zu Wildkräutern.

Allgemeinwissen zu Kräutern

Wildkräuter sind krautige Pflanzen, die zum Verzehr geeignet und nicht züchterisch bearbeitet sind. Man findet sie auf Wiesen, Äckern und Wäldern. Wildkräuter schenken uns seltene Vitalstoffe und wertvolle Heilsubstanzen. Viele passen gut in Salate, Suppen, Pestos und sind ideale Heilpflanzen. Aus ihnen können ohne großen Aufwand heilkräftige Tees oder Tinkturen hergestellt werden.

Das Besondere an Wildkräutern ist, dass diese Pflanzen nicht vom Menschen kultiviert wurde und nie zur Debatte stand, sie gentechnisch zu verändern. Daher besitzen Wildkräuter noch das gesamte Spektrum an Vitalstoffen, Mineralstoffen, Spurenelementen und sekundären Pflanzenstoffen. Wildkräuter sind die reinsten Überlebenskünstler. Sie trotzen lange Dürreperioden genauso wie schlechten Bodenverhältnissen. Von Insekten und anderen Schädlingen werden sie so gut wie nie befallen. Sogar Kunstdünger können den Wildkräutern größtenteils nichts anhaben. Wildkräuter besitzen eine sehr hohe Mineral bzw. Vitalstoffdichte und lassen teilweise das herkömmliche Kulturgemüse weit hinter sich.

Zum Vergleich:

Der Kopfsalat hat einen Kaliumgehalt von ca. **224 mg** pro 100 Gramm Salat. Des Weiteren **37 mg** Calcium, **11 mg** Magnesium und **1,1 mg** Eisen (wobei natürlich die Werte nach Bodenart, Anbaumethode und Lagerdauer variieren können).

Das Gänseblümchen (man wird es kaum glauben) hingegen weist einen Kaliumgehalt von ca. 600 mg aus. **190 mg** Calcium, **33 mg** Magnesium und **2,7 mg** Eisen. Das ist ein Beispiel von vielen.

Abgesehen von Mineralien usw. besitzen Wildkräuter einen hohen Anteil an sogenannten Flavonoiden. Die Flavonoide sind eine Gruppe von sekundären Pflanzenstoffen, **(Siehe Exkurs: Was sind sekundäre Pflanzenstoffe**) die vor allem als äußerst leistungsfähige Antioxidantien gegen freie Radikale wirksam sind.

Wildkräuter enthalten unter anderem auch Bitterstoffe, die stimulierend auf die Magen,- Leber-, und Gallensekretion wirken. Des Weiteren stoppen Bitterstoffe auch Fäulnis- und Gärprozesse im Verdauungssystem. Gerbstoffe sind ebenfalls in vielen Wildkräutern zahlreich vorhanden. Gerbstoffe hemmen Entzündungen und neutralisieren Gifte. Gerbstoffe wirken auch gegen Bakterien und Viren. Man sieht, Wildkräuter ist die natürliche Apotheke der Natur und wenn man sich mit diesen Pflanzen näher beschäftigt, kann man so manches Zipperlein selbst behandeln.

Hier drei Wildkräuter, die man kennen sollte:

Brennnessel, die Vitaminbombe

Jeder kennt die Brennnessel, spätestens dann, wenn man diese Pflanze einmal mit der bloßen Hand berührt hat. Die Brennnessel, das feinherbe Gemüse aus der Wildkräuterküche, machte bereits zu Notzeiten als Alternative zu Spinat oder Blattsalat von sich reden. Heute ist die krautige, tiefgrüne Pflanze mit den grob gesägten Blättern von April bis November wieder gefragt.

Das Kraut ist reich an Mineralsalzen, löslicher Kieselsäure, Aminosäuren, Vitaminen, Carotinoiden und Flavonoiden. Es enthält etwa dreimal so viel Vitamin C wie Brokkoli. Brennnessel ist eine vielseitige Vitaminbombe und ein effektives Anti-Aging-Mittel aus Mutter Natur. Besonders für herzhafte Suppen oder als Zutat für Gratins ist das Wildkraut zu empfehlen. Brennnesseln kann man auch als Salat verzehren.

Sowohl beim Ernten als auch beim Säubern der Pflanze sollte man Handschuhe tragen. Wenn man beim Waschen über die Ober- und Unterseite jedes einzelnen Blattes streicht, brechen die sogenannten Brennhaare ab.

Als wichtige Heilpflanze wird die Brennnessel in Form von Tee vor allem bei Hauterkrankungen, Blasenleiden, Gicht, Blutarmut und zur Entschlackung angewendet.

Gänseblümchen

Fast das ganze Jahr über ziert das Gänseblümchen Wiesen und Rasenflächen. Die weiße Blüte mit der goldgelben Mitte ragt an einem blattlosen Stängel empor und ist kaum zu übersehen. Dass man Gänseblümchen essen kann, wissen jedoch die wenigsten.

Salat aus Gänseblümchen wird zubereitet wie ein ganz normaler Salat und schmeckt auch so ähnlich. Die Blütenköpfe kann man in Salate (Feldsalat, Kopfsalat usw.) geben und über Gemüse und Suppen streuen.

Das Gänseblümchen ist reich an Mineralstoffen wie Magnesium, Kalium, Kalzium, Phosphor und Eisen. Zudem enthält es viel Vitamin C und A. Des Weiteren sind im Gänseblümchen Saponine, Bitter- und Schleimstoffe sowie ätherisches Öl zu finden. In der Naturheilkunde wird das Gänseblümchen noch heute nicht nur als Blutreinigungs- und Wundheilmittel, sondern auch bei Rheuma und zum Stoffwechselanregen eingesetzt.

Der Löwenzahn

Zu den wohl bekanntesten Wildkräutern zählt der Löwenzahn. Fast überall wächst die äußerst Vitamin C-reiche und magnesiumhaltige Pflanze. Im Frühjahr reckt er seine gezackten länglichen Blätter in einer Rosette aus dem Erdreich. Blätter, Blüte, Knospe und Wurzeln eignen sich zum Verzehr. Um den etwas herben und bitteren Geschmack abzumildern, kann man dem Löwenzahnsalat etwas (Kokos-)Sahne zufügen.

In der Volksheilkunde wird der Löwenzahn als harntreibendes Mittel eingesetzt. Ähnlich wie die Brennnessel ist auch der Löwenzahn blutreinigend und regt Niere und Blase an. Von der Pflanze ist, wie bereits erwähnt, alles verwendbar. Die zarten jungen Blätter eignen sich als Zutat für einen frühlingshaften Salat und lassen sich auch zu einem wunderbaren Pesto verarbeiten.

Praxis-Tipps „Wildkräuter“

Wildkräuter sammeln

Am besten sammelt man frische Wildkräuter im Wald oder auf Wiesen. Man sollte den Straßenrand, Ackerflächen (wg. chemischer Düngemittel) und private Grundstücke meiden. Für letztere sollte man sich vorher vom Eigentümer die Genehmigung einholen.

Wildkräuter richtig transportieren

Zum Sammeln und Transportieren eignet sich am besten ein offener Korb. Meiden sollte man Plastiktüten.

Das Lagern

Generell sollte man Wildkräuter schnell aufbrauchen, da sie schnell verderben können. Gekühlt im Kühlschrank bleiben sie maximal 1-2 Tage frisch. Eine Möglichkeit wäre, Wildkräuter lufttrocknen zu lassen und dann in einem Einmachglas aufzubewahren.

Wildkräuter kaufen

Heute werden Kräuter natürlich meist in Geschäften und auf Märkten gekauft oder, wenn man Lust hat, auch selbst gezogen. Ein Besuch auf dem hiesigen Wochenmarkt lohnt sich da bestimmt.

Vorsicht Allergie

Manche Pflanzen, auch ungiftige, können bei entsprechend veranlagten Personen allergische Reaktionen hervorrufen. Unabhängig davon empfehlen Fachleute, ein Wildkraut nicht zu häufig zu essen und nicht zu große Mengen auf einmal. Diesen Rat sollten insbesondere Schwangere und Stillende beachten.

Das Thema **„Wildkräuter“** konnte ich hier nur grob anreißen. Aufgrund der zahlreichen positiven Eigenschaften zur Gesunderhaltung sowie auch des Ansatzes, Wildkräuter in die Zubereitung hauseigener Gerichte miteinzubringen, lohnt es sich auf jeden Fall, tiefer in die Materie einzusteigen.

Literaturempfehlung **„Wildkräuter“** siehe Anhang.

Gewürze

Gewürze sind Teile von bestimmten Pflanzen. Sie werden wegen ihres natürlichen Gehaltes an Geschmacks- und Geruchsstoffen als würzende, geschmacksgebende oder geschmacksverbessernde Zutat verwendet. Gewürze spielten im vergangenen Europa eine ebenso bedeutende wirtschaftliche und vor allem politische Rolle wie heute das Erdöl. Gewürze waren wertvoll, weil sie nicht nur zum Würzen verwendet wurden, sondern auch als Konservierungsstoffe, als Statussymbol und als Grundlage für Arzneimittel dienten.

Gewürze dienen in der Naturheilkunde vor allem wegen ihrer Inhaltsstoffe auch als unterstützendes Heilmittel bei sämtlichen Zivilisationserkrankungen. Gerade in Indien, dem Ursprungsland von Aryuveda (Indische Heilkunst), haben Gewürze als Heilmittel eine sehr lange Tradition.

Gewürze können sein: **Blüten, Knospen, Früchte, Samen, Rinden, Wurzeln, Zwiebeln oder Teile davon**, meist in getrockneter Form.

Die wichtigsten Funktionen und Anwendungen von Gewürzen sind:

- Konservierung von Lebensmitteln (z.B. Salz).
- Anregung der Verdauung.
- Anregung des Appetits durch Bitterstoffe
- Hilfe bei Magen- und Darmkrämpfen
- Verbesserung des Geschmacks von faden Lebensmitteln
- Ergänzung und Verstärkung des Geschmacks von wenig aromaintensiven Gerichten

Drei Gewürze, die man kennen sollte

Zimt

Zimt ist ein Gewürz aus der getrockneten Rinde von Zimtbäumen, insbesondere des Ceylon-Zimtbaums. Es ist eines der ältesten Gewürze, das schon 3000 v. Chr. in China Verwendung fand. Zimt wirkt antibakteriell und auch gegen die meisten Erkältungssymptome. Es stärkt die Verdauung und fördert die Durchblutung.

Des Weiteren hat Zimt eine blutzuckersenkende Wirkung und kann sehr hilfreich bei einer Diät oder bei Diabetes mellitus wirken. Eine Studie von Alam Kahn von der Universität Peshawar in Pakistan testete die Wirkung von Zimt an 36 Personen mit Typ-2-Diabetes. Über einen Zeitraum von 30 Tagen verabreichte er den Kandidaten Kapseln mit einem, zwei oder drei Gramm Zimt. Eine Kontrollgruppe erhielt Placebos (wirkstofffreie Pillen). Unabhängig von der Dosis verbesserten sich die Blutzuckerwerte der Teilnehmer deutlich von 225 mg/dl auf 150 mg/dl Auch die Blutfettwerte nahmen ab. Die Cholesterinwerte sanken von 273 auf 239 mg/dl, ebenso die Triglyzeride von 235 auf 203 mg/dl.

Zum gleichen Ergebnis kommt auch Richard Anderson vom Forschungszentrum für Landwirtschaft und Ernährung in Beltsville (USA).

Zimt und Cumarin

Zimt enthält Cumarin und macht in der Presse hin und wieder Negativschlagzeilen. Es wird als Rattengift verwendet und kann bei Menschen in hoher Dosis zu Kopfschmerzen, Erbrechen und Übelkeit führen. Ist es deshalb gefährlich, Zimt zu verwenden?

Das Bundesinstitut für Risikobewertung hält eine durchschnittliche Aufnahme von 0.1 mg Cumarin pro kg Körpermasse und Tag für langfristig tolerabel. D.h, ein 50 kg schwerer Mensch kann 5 mg reines Cumarin zu sich nehmen, was einer Menge von mindestens 1 g chinesischem Zimt pro Tag entspricht. Für den privaten Gebrauch wird der **"Ceylon-Zimt"** empfohlen. Er enthält viel weniger Cumarin als der "Cassia-Zimt" aus China, der industriell hergestellt wird. Wenn man aber ganz sicher gehen möchte, sollte man Zimtstangen kaufen, weil man an ihnen erkennen kann, um welche Zimtart es sich handelt.

Ingwer

Das ursprünglich aus Zentral- und Südostasien stammende Gewürz wird heute in vielen tropischen Regionen angebaut, unter anderem in Afrika. Die älteste bekannte Kultivierung von Ingwer fand man bereits im alten China. Aus der chinesischen wie auch in der indischen Küche ist Ingwer nicht wegzudenken. In Europa hatte Ingwer seine Blütezeit im Mittelalter. Damals war Ingwer eines der teuersten Gewürze und nur für die Reichen erschwinglich. Für den typischen Ingwergeschmack sind zwei ätherische Öle verantwortlich: Ingiberol und Gingerol. Ingwer gilt als schleimlösend, wärmend und entzündungshemmend. Sowohl in der traditionellen chinesischen Medizin als auch in der indischen ayurvedischen Heilkunst spielt Ingwer eine besondere Rolle.

Auch in der mittelalterlichen Medizin in Europa wurde Ingwer bei verschiedenen Beschwerden eingesetzt, unter anderem bei Magenproblemen und Erkältungen. Wissenschaftlich nachgewiesen sind mittlerweile die antibakteriellen und schmerzlindernden Eigenschaften von Ingwer, weshalb Ingwer unter anderem bei Rheumakranken empfohlen wird. Ingwer können Sie frisch im Supermarkt oder auf dem Wochenmarkt kaufen. Das Gewürz gibt es auch als Pulver – mancher Ingwerfanatiker gibt eine Messerspitze davon in seinen Tee oder Kaffee.

Kauf-Tipp: Kaufen Sie keine runzeligen Knollen. Den besten Ingwer bekommen Sie in asiatischen Lebensmittelgeschäften. Ingwer sollte ein zitroniges und scharfes Aroma haben. Kaufen Sie Pulver und frischen Ingwer immer frisch und in kleinen Portionen.

Currypulver

Currypulver ist eine aus Indien stammende Gewürzmischung, die bis zu 66 fein gepulverte Gewürze enthält. Der Name Curry leitet sich vom indischen "Kari" ab. In der indischen Küche werden für Speisen häufig auch unterschiedliche Curry-Pulver in unterschiedlichen Mischungen hergestellt. In der restlichen Welt gibt es meist eine mehr oder weniger einheitliche Gewürzmischung.

Die typische gelbe Farbe des Currypulvers ist auf die Gelbwurzel (Kurkuma) zurückzuführen.

Überlieferungen aus Indien sprechen davon, dass die Menschen dort bereits vor 3.000 Jahren angefangen haben, Currypulver zu sich zu nehmen. Die Inder benutzten es vor allem als Volksmedizin gegen Entzündungen und Verletzungen. Bei Sodbrennen z.B. löste man Kurkuma in Wasser auf und trank das Gemisch. Doch auch die moderne Wissenschaft konnte in ihren Studien positive Eigenschaften ten des Currypulvers belegen, vorrangig des Kurkumas.

Dr. Lee von der Inha-Universität konnte über das Kurkuma Folgendes feststellen: Das Kurkumin ist im Körper als Anti-Oxidationsmittel tätig und eliminiert aktiven Sauerstoff, der durch Stress, Umweltgifte und andere Toxine gebildet wird. Kurkumin blockiert auch toxische Proteine, die für diverse Entzündungen an Organen verantwortlich ist. Curry gilt in Indien schon seit langem als das Geheimnis langlebiger Gesundheit und Vitalität.

Frische und sehr unterschiedliche Currymischungen können so manches Gericht aromatisch aufwerten; sie sind erhältlich bei jedem Asia-Händler .

Allgemeine Tipps für den Kauf und den Umgang mit Gewürzen:

- Kaufen Sie Gewürze, insbesondere sehr aromatische Gewürze, nur in kleinen Mengen.

- Gewürze sind sehr empfindlich gegen Licht, besonders, was Gewürzfarbe und Würzkraft betrifft. Darum, wenn möglich, kaufen Sie sie nur in braunen Gläsern oder lichtundurchlässigen Packungen.

- Schützen Sie Gewürze gegen Sonneneinstrahlung.

- Kaufen Sie keine großen Nachfüllpackungen, da hier die Frische sehr schnell nachlassen kann.

- Verwenden Sie nach Möglichkeit nur frische Gewürze.

- Kaufen Sie nach Möglichkeit nur biologisch angebaute Produkte.

- Bringen Sie Gewürze nicht in der Nähe des Herdes unter. Küchendunst und Feuchtigkeit senken die Würzkraft.

Das Thema **Wildkräuter/Gewürze** ist viel umfangreicher, als ich es in diesem Kapitel darstelle konnte. Dennoch war es mir ein Anliegen, hier ein Fundament zu legen, um Ihnen Wildkräuter und Gewürze ein wenig schmackhaft zu machen. Wie bereits erwähnt, finden Sie im Anhang eine Bücherliste mit ausgewählten Büchern, damit Sie bei Bedarf tiefer in die jeweilige Materie einsteigen können.

6. Wasser

Gäbe es auf unserer Erde kein Wasser mehr, würde alles Leben verschwinden. Nicht die kleinste Pflanze und nicht einmal Bakterien könnten überleben. Allein die Erdoberfläche besteht aus rund 70 % Wasser. Davon knapp 3 % Süßwasser.

Der Mensch besteht zu über 70 % aus Wasser. Wasser ist die Basis aller biologischen Vorgänge im menschlichen Organismus, es sorgt für den ständigen Austausch der Auf- und Abbauprodukte des Stoffwechsels und hält so den Körper funktionsfähig. Schon nach einem zwei- bis viertägigen Flüssigkeitsmangel kann es zur Bluteindickung und Kreislaufversagen kommen. Bereits ein Flüssigkeitsverlust von 10 % des Körpergewichts führt zu Desorientierung, Schwindel, Schwäche bis hin zu Bewusstlosigkeit und Nieren- und Kreislaufversagen.

Natürlich ist Wasser als Getränk in der Paleo-Welt die erste Wahl. Aber: Wasser ist nicht gleich Wasser! Denn hier spielt Qualität eine wichtige Rolle. Es folgt nun eine Übersicht der diesbezüglich unterschiedenen Arten von Wasser.

Trinkwasser

Beim Trinkwasser handelt es sich um Süßwasser. Das bedeutet Wasser, in dem keine oder nur sehr geringe Mengen von Salzen enthalten sind. Dieses Wasser hat einen hohen Reinheitsgrad, sodass es zum Trinken oder Kochen geeignet ist. Hier gelten bestimmte gesetzliche Vorgaben (Regelwerk DVGW), die beim Aufbereiten des Süßwassers zum Trinkwasser einzuhalten sind.

Allerdings ist Trinkwasser aus der Leitung mit Vorsicht zu genießen. Dazu später mehr.

Mineralwasser

Mineralwasser muss aus einem unterirdischen Wasservorkommen stammen. Es wird direkt an der Quelle abgefüllt und muss einen ursprünglichen Reinheitsgrad aufweisen. Das bedeutet, es darf nicht aufbereitet werden wie Trinkwasser. Seine Inhaltsstoffe dürfen nur geringfügig schwanken und es benötigt eine amtliche Anerkennung.

Beim Mineralwasser greifen andere Verordnungen als beim Trinkwasser. Die Verordnung sieht beim Mineralwasser strengere mikrobiologische Grenzwerte vor als beim Trinkwasser. Kontrolliert werden diese durch die Lebensmittelüberwachung. Allerdings gelten sie nur für den Ort der Abfüllung, nicht für den Weg bis zum Verbraucher. Beim Trinkwasser ist dies anders. Die Vorschriften gelten für den Ort der Entnahme.

Quellwasser

Quellwasser stammt aus natürlichen und unterirdischen Wasserreservoirs. Es wird direkt am Ort der Quelle abgefüllt. Bei Quellwasser handelt es sich ursprünglich um

Oberflächenwasser, das durch seinen Weg in die Tiefe verschiedene Gesteinsschichten passierte und dadurch nicht nur gefiltert wurde, sondern auch Mineralsalze und Spurenelemente aufnehmen konnte. Quellwasser entspricht allen Anforderungen des Trinkwassers und zusätzlich den gesetzlichen Vorgaben der Mineral- und Tafelwasserverordnung.

Tafelwasser

Beim Tafelwasser handelt es sich um ein künstlich hergestelltes Getränk. Tafelwasser besteht in der Regel aus Trinkwasser, das angereichert wurde. Es ist also kein natürliches Mineralwasser, sondern Wasser, das verschiedene Wasserarten enthalten darf, auch Mineralwasser. Es darf überall zusammengemischt und abgefüllt werden. Eine amtliche Anerkennung ist nicht erforderlich, wohl aber qualitätshygienische Anforderungen.

Heilwasser

Heilwasser stammt aus unterirdischen, natürlichen, schadstoffgeschützten Wasserreservoiren. Es muss wie das Quellwasser und Mineralwasser direkt an der Quelle abgefüllt werden. Darüber hinaus besitzt es aufgrund seiner Zusammensetzung eine wissenschaftlich nachgewiesene heilende, lindernde und vorbeugende Wirkung. Hierbei ist eine amtliche Zulassung erforderlich. In Deutschland hat Heilwasser den Status eines Arzneimittels. Natürlich gibt es noch mehr Wassertypen wie z.B.: Grundwasser, Süßwasser, Brackwasser. Hier geht es aber voranging um Wasser, das zum Trinken geeignet ist.

Trinkwasser ist unser Hauptlebensmittel. Das hält uns fit und gesund. Voraussetzung ist natürlich, dass wir hochwertiges Wasser trinken. Durch reines Wasser können sämtliche Ablagerungen und Schlacken aus dem Körper gespült werden. Wasser erfüllt somit eine wichtige Aufgabe als Reinigungsmittel. Die letzten, feinsten Blutgefäße im Körper reichen nicht bis an jede einzelne Zelle heran. Diesen letzten Teil des Nährstofftransports übernimmt allein nur das Wasser. Vorausgesetzt, wie bereits erwähnt, wir trinken das richtige Wasser. D.h., wenn wir unter Wassermangel leiden, können unsere Zellen nicht ausreichend mit Nährstoffen und Sauerstoff versorgt werden. Toxine, sprich Gifte, werden unzureichend ausgespült und verschmutzen unsere Zellen. Wasser ist also viel mehr als nur ein Getränk.

Unser Leitungswasser

Das Verrückte ist, dass unser Trinkwasser aus dem Wasserhahn, das eigentlich entschlacken soll, meist selbst schon so stark gesättigt und verunreinigt ist, so dass es diese Aufgabe immer weniger erfüllen kann. Ein weiteres Problem ist, dass viele Schadstoffuntersuchungen diverser Wasserwerke einfach unzureichend sind. Die Untersuchung von Schadstoffen, wie z.B. Pestiziden, berücksichtigt 30 verschiedene

Arten. Jedoch gibt es in der Landwirtschaft weit über 300 verschiedene Sorten. Das bedeutet, dass im Leitungswasser ein hoher Gehalt an Schadstoffen ist, die nicht gefiltert werden. Auch die Grenzwerte für jene Stoffe im Wasser schwanken ständig, meist zum Vorteil der Industrie.

„... Aber für das Leitungswasser ist das bedeutungslos. Man kann unser Wasser trotzdem bedenkenlos trinken."

Schon einmal gehört? Bestimmt, oder? Dumm nur, dass es sich hierbei um eine Lüge handelt, die weit verbreitet ist, aber nicht von ungefähr kommt. Nach dem Genuss von Leitungswasser wird man zwar nicht gleich oder nur Stunden später krank, wie es heutzutage noch in anderen Ländern der Fall ist. Hieraus aber zu schließen, man könne das Wasser bedenkenlos trinken, ist definitv zu leichtfertig und zu oberflächlich gedacht.

Ein wesentlicher Faktor hierbei ist außerdem die Verunreinigung der Wasserrohre im Haus. Das Wasser wird zwar in den Wasserwerken geprüft, aber wer prüft ihre Kupfer- bzw. ihre Bleirohre? Wer hat nicht schon die Erfahrung gemacht, dass, wenn man lange abwesend war und den Wasserhahn wieder aufdrehte, das Wasser alarmierend braun war? Und nun stellen Sie sich vor, Sie hätten genau dieses Wasser ohne Ihre Abwesenheit die ganze Zeit hinweg getrunken. Abgesehen von den Pestiziden sind aber auch viele Medikamentenrückstände im Leitungswasser enthalten. Allen voran die weiblichen Hormone. Die Wasserwerke geben teilweise offiziell zu, dass sie keine Möglichkeit haben, diese Stoffe aus dem Wasser herauszufiltern. Die Wirkungen auf die Menschen sind nach der Ansicht vieler Experten mehr als nur bedenklich.

Des Weiteren wird durch den Druck in der Wasserleitung die natürliche Ordnung des Wassers zerstört. Man sagt auch, dass das Wasser aus der Leitung seine Lebendigkeit verloren hat. Das Wasser verliert also seine natürliche energetische Kraft. Sehen kann man dies auch, wenn man Wasser unter dem Mikroskop anschaut. Bei Leitungswasser in Großstädten ist die natürliche kristalline Struktur zerstört. Schaut man sich dagegen die Struktur von Quellwasser mit seinen geordneten, geometrischen Kristallinen an, erkennt man den Unterschied.

Bleibt die Frage, welches Wasser man nun bedenkenlos trinken kann? **Das beste Wasser wäre direkt von einer natürlichen Quelle**, so wie es der Mensch über Jahrhunderte getrunken hat. Früher wusste jeder, welche Quelle in seiner Gegend gut oder schlecht war, heute wissen die meisten nicht einmal mehr, wo überhaupt die nächste Quelle ist.

Das Quellwasser sollte aus der Tiefe kommen. Wenn im Winter wie auch im Sommer immer die gleiche Menge aus der Quelle sprudelt, ist dies ein gutes Zeichen, das vermuten lässt, dass es sich um Wasser aus großer Tiefe handelt. Oft wissen die Menschen, die in der Nähe der Quelle wohnen, in Bezug auf die Wasserqualität Bescheid. Ist man sich unsicher, kann man auch auf dem Rathaus in der Nähe der Quelle nachfragen, wo in Abständen das Quellwasser auf Belastung getestet wird.

Was ist, wenn man keine Quelle in der Nähe hat? Natürlich kann man Wasser auch im Supermarkt kaufen. Hierzu einige Tipps, die man beachten sollte:

Kaufen Sie Wasser ohne Kohlensäure, denn Kohlensäure führt zu einer unnötigen Säurebelastung im Körper.

Kaufen sie Wasser mit wenig Mineralgehalt, denn zu viel an zugeführten Mineralien führt dazu, dass das Wasser gesättigt und nicht mehr in der Lage ist, Abbauprodukte zu binden.

Kaufen Sie Wasser wenn möglich in Glasflaschen, denn Plastikflaschen enthalten Weichmacher, die in das Wasser übergehen. Diese Plastikteilchen haben hormonähnlichen Charakter und stellen somit Gifte für den Körper dar.

Trinken Sie Leitungswasser nur dann, wenn es sich nicht umgehen lässt. Das Abkochen des Leitungswassers bringt leider nichts.

Mittlerweile gibt es auch zahlreiche Vitalisierungseinheiten/Geräte, die Leitungswasser filtern und vitalisieren. Da kann es sich lohnen, im Internet zu recherchieren.

Wie viel Wasser sollte man am Tag trinken?

Wasser trinken ist zu einer Religion geworden. Überall sieht man Menschen unterwegs an kleinen Wasserflaschen nuckeln, man könnte ja austrocknen. Eine der Quellen könnte eine Empfehlung amerikanischer Ernährungsexperten aus den 40er Jahren des 20. Jh. sein. Damals hatte es geheißen, dass man 2,5 l Wasser am Tag zu sich nehmen sollte. Vergessen wurde jedoch, dass man Wasser auch bereits über die Nahrung aufnimmt. Nach wie vor gibt es keinen medizinischen Beweis dafür, dass man so viel Wasser braucht, wie überall behauptet wird. Ein Verdacht liegt nahe, dass hier die Lebensmittelindustrie ihre Finger im Spiel hat.

Also, müssen wir wirklich 2 bis 2,5 l am Tag trinken? Der Physiologie-Professor Heinz Valtin von der Dartmouth Medical School hat sich über 40 Jahre lang intensiv mit dem Studium des biologischen Systems auseinandergesetzt, das dafür verantwortlich ist, den Flüssigkeitshaushalt in unserem Körper im Gleichgewicht zu halten. Seine Antwort: Nein.

Das Ignorieren des körpergesteuerten Trinkverlangens kann gesundheitlich eher schaden als nützen. Wie die Erfahrungen im Ausdauersport zeigen, führt eine übermäßige Flüssigkeitszufuhr bei einigen Menschen zu einer extremen Verdünnung von Natrium im Blut. Im Extremfall führt ein solcher Natriummangel zu Wasseransammlungen in den Organen bis hin zu einer Hirnschwellung.

Statt zu empfehlen, wie viel Wasser getrunken werden soll, empfiehlt das Food and Nutrition Board lediglich dem eigenen Durstgefühl nachzugeben und dies als wahren Indikator anzunehmen. Des Weiteren, wie bereits erwähnt, nehmen wir bereits über Obst und Gemüse viel Flüssigkeit zu uns – vorausgesetzt natürlich, dergleichen steht auch auf unserem Speiseplan ;-)

7. Eier

Sind Eier eigentlich „paleo“? Denn Eier wachsen ja nicht auf Bäumen oder an Sträuchern. Eier sind nicht ganz paleo, aber ohne Ei würden auf unserer Speisepalette einige leckere Gerichte fehlen.

100 g Hühnerei besteht zu einem Viertel aus Eiweiß und zu 20,2 g aus Fett, wobei über die Hälfte der Fettsäuren ein- bzw. mehrfach ungesättigt sind. Das Ei ist reich an Vitaminen A, D, E, K, B1, B2, B3, B5, B6, Biotin, B9 und B 12 sowie den Mineralstoffen Natrium, Kalium, Kalzium, Magnesium, Phosphor, Eisen, Zink, Kupfer, Mangan, Fluor und Jod. Das wichtigste Vitamin im Ei ist das Vitamin A und seine Vorstufe, das Pro-Vitamin A. Beide Vitamine sind wichtig für unsere Augen. Sie sorgen für die Elastizität des Auges und für eine gute Hell-Dunkel-Anpassung der Iris. Hühnereier sind nicht nur gesund, sondern generell auch ein praktisches Lebensmittel. Eier können z.B. zwanzig Tage lang ungekühlt gelagert werden, denn das Ei wird nicht nur durch die Schale, sondern auch durch Enzyme in seinem Inneren haltbar gemacht.

Eier und das böse Cholesterin

Eier mussten in der Vergangenheit einen schlechten Ruf hinnehmen, da sie im Verdacht standen, den Cholesterinwert zu erhöhen und somit eine Vorstufe für diverse Herz-Kreislauferkrankungen zu sein. Die Eier-Lüge gilt mittlerweile als Mythos. Studien haben mittlerweile gezeigt, dass

Eier kaum Einfluss auf den Cholesterinspiegel haben. Es gibt sogar Menschen, die auf Eier mit sinkenden Werten reagieren. Es gibt bis dato noch keinen exakten Nachweis dafür, dass Eier schädlich und verantwortlich für Herzerkrankungen sind. Also können Sie ruhig auf Eier zugreifen und das ohne schlechtes Gewissen.

Eier – nachhaltig kaufen

Eier kann man heute im Supermarkt in insgesamt 4 Kategorien kaufen bzw. einteilen.

Kennzeichnung:

0 Bioeier
1 Freilandhaltung
2 Bodenhaltung
3 Käfighaltung

Käfighaltung

In Deutschland ist die Käfighaltung von Legehennen verboten. Seit dem 1. Januar 2010 dürfen Landwirte in Deutschland keine Eier mehr mit Hühnern in Käfighaltungen produzieren. Stattdessen wurde die **Kleingruppenhaltung** als Mindeststandard festgelegt. Tierschützer kritisieren nach wie vor auch diese Haltungsform. Der Begriff „Kleingruppe" sei nur ein beschönigendes Wort für Legebatterie, da die Tiere kaum mehr Platz hätten als vorher. Aus diesen

Gründen hat die Kleingruppenhaltung die gleiche Kennziffer wie zuvor die Käfighaltung, nämlich die 3.

Bodenhaltung

Die Bodenhaltung von Hühnern erfolgt ausschließlich im Stall. Dabei können die Hühner miteinander in Kontakt treten. Über mindestens ein Drittel der Stallbodenfläche erstreckt sich ein Einstreuteil mit Stroh, Hobelspänen, Sand oder anderen Materialien. Hier ist jederzeit ein Kontakt der Tiere mit Kot möglich. Auch hier drängen sich viele Hühner auf engstem Raum. Ein Auslauf ist nicht vorgeschrieben. Meist sind diese Ställe fensterlos oder es kommt nur minimales Tageslicht hinein.

Freilandhaltung

Die Hühner besitzen eine Auslauffläche, die überwiegend Bewuchs bietet und tagsüber uneingeschränkt zur Verfügung steht. Pro Huhn stehen mindestens 4 m^2 Auslauf zur Verfügung. Der Auslauf ermöglicht den Hühnern einen größeren Abstand voneinander zu halten. Dadurch, dass die Enge wegfällt, reduziert sich auch die aggressive Auseinandersetzung der Hühner untereinander. Die Hühner können in der Freilandhaltung ihre natürlichen Verhaltensweisen und ihr Bewegungsbedürfnis ungehindert ausleben. Der Auslauf muss begrünt sein. Bäume, Sträucher oder ein Unterstand sind notwendig, damit die Tiere Schutz vor natürlichen Feinden finden können.

Bio-Eier

Bio-Eier pflegen in den Supermärkten vor allem durch ihre hohen Preise zu „glänzen“. Woher kommt das? Bei Bio-Eiern gelten ähnliche Bedingungen wie bei der Freilandhaltung. Die Bio-Verbände haben jedoch zusätzliche Vorschriften erlassen, was das Futter der Tiere anbelangt. Diese müssen sein Bio-Getreide und/oder Bio-Hülsenfrüchte.

Hier stellt sich nun die Frage: „Sind Bio-Eier besser?“ Ernährungsphysiologisch konnte das bisher nicht bestätigt werden. Der Nährstoffgehalt ist bei beiden Eiern ähnlich. Aber, wer sie kauft, unterstützt damit die naturgemäßere Form der Landwirtschaft.

Ein kurzes Fazit:

Das Märchen vom bösen Eier-Cholesterin gehört der Vergangenheit an. Fakt ist, Eier sind gesund und bereichern die Küche. Eier kaufen aus Käfighaltung (Kleingruppenhaltung) und Bodenhaltung sollte generell wegfallen und hier auch nicht zur Debatte stehen. Den Tieren zuliebe sollte man als Verbraucher immer zu Bio-Eiern greifen, auch wenn diese ein wenig teurer sind.

Nahrungsmittel, die man in der Paleo-Welt meidet

In den vorangegangenen Kapiteln wurden die Hintergründe der Paleo-Ernährung in Verbindung mit jenen Lebensmitteln beleuchtet, die vorrangig gegessen werden sollten.

Jetzt kommen wir zu den Lebens- bzw. Nahrungsmitteln, die man sehr stark reduzieren oder gänzlich meiden sollte. Beginnen wir mit dem Zucker.

1. Der Industriezucker

Zucker ist in unserer Gesellschaft allgegenwärtig, bewusst wie auch unbewusst: Zucker im Tee, Zucker im Kaffee, Zucker im Eistee, Zucker im Kuchen, Zuckeraufstriche auf dem Brötchen, Zucker in Backwaren, Zucker in Fertignahrung, Zucker in Milchprodukten, Zucker in Senf und Soßen. Mit dieser üblichen Ernährungsweise schafft es der deutsche Bürger auf gut 36 kg reinen Zucker pro Jahr, was später zu Fettleibigkeit und einer langen Liste mit gesundheitlichen Problemen führen kann.

Die Gewinnung von Zucker aus der Zuckerrübe ist erst 200 Jahre alt. Der Berliner Apotheker Andreas Sigismund Marggraf hatte bereits 1747 nachgewiesen, dass im Rübensaft Zucker enthalten ist. Die Fabrikationsverfahren, die dann sein Schüler Franz Karl Achard um 1800 entwickelte, führten 1825 zur Entstehung der Rübenzuckerindustrie. Dies war der Anfang einer neuen Nahrungsmittelära.

Zucker hat viele Namen

Zucker hat viele Namen, und das kann auch oft zu Verwirrung führen. Auf vielen Lebensmitteletiketten tauchen eine Menge Begriffe auf, die dem Verbraucher nicht sofort verraten, dass es sich um Zucker und verwandte Süßmittel handelt: Glukose, Saccharose, Fruktose, Glukosesirup, Maltose, Laktose usw. Wer blickt da noch durch? Ein klarer Vorteil für die Lebensmittelindustrie, die mit ihrem Kauderwelsch auf den Verpackungen den Endverbraucher nur verwirrt, so dass der Konsument letztendlich resigniert aufgibt. Hierbei gibt es allerdings eine Faustregel, die ein wenig Licht ins Dunkel bringt: Alles, was mit der Silbe **„-ose“** endet, ist Zucker.

Das Problem, was Zucker zur Volksdroge mutieren ließ, ist nicht unbedingt die Tatsache, dass jeder weiß, dass Zucker in Schokolade, Bonbons usw., sprich in Süßigkeiten enthalten ist. Vielmehr sind die sogenannten versteckten Zucker in Ketchup, Salatsoßen, Joghurt usw. das Hauptproblem. Der Stern veröffentlichte einen interessanten Artikel über die Volksdroge **„Zucker“.** Darin war eine Auflistung all jener Lebensmittel, von denen man am wenigsten erwartet hätte, dass darin solche Mengen Zuckers enthalten sind, wie in dem Artikel nun angegeben.

Hier einige Beispiele:

Cappuccino/lösliche Kaffeemischung von Jacobs/220 g: **35 Stück** Würfelzucker

Fruchtzwerge: **13 Stück** Würfelzucker

„Tiger-Tomatenketchup“, Bio/Rapunzel-Naturkost/0,39 l: **24 Stück** Würfelzucker

Steinofen-Pizza „Hawaii“ von Wagner: 8 **Stück** Würfelzucker

Butterkekse/“De Beukelaer/“200 g: **20 Stück** Würfelzucker

und

Früchtetee von Hipp (400 g-Packung) **140 Stück** Würfelzucker

Perfekt wird das Ganze durch die Art der Kennzeichnung: Lebensmittel, die Stärkezucker enthalten, dürfen als **"zuckerfrei"** deklariert werden, weil die Stärkezucker nach dem deutschen Lebensmittelrecht nicht als "Zucker" im Sinne des Gesetzes gelten – egal, ob süß oder nicht.

Was Zucker im Körper bewirkt

Zucker bewirkt im Körper ein Insulinausschüttung, deren Nachteil bereits im Kapitel *„Eiweiß und die Hormone Glukagon und Insulin"* bzw. *„Kleiner Exkurs: Was ist Insulin?"* näher erläutert wurde. Fakt ist, dass Zucker süchtig macht. Studien bestätigen dies, während die Lebensmittelindustrie dies noch dementiert. Laborstudien haben bewiesen, dass zuckerhaltige Getränke und fettreiche Nahrungsmittel bei Tieren zu Suchtverhalten führen können. Im Gehirn von Fettleibigen können ähnliche Vorgänge im Belohnungskreislauf festgestellt werden wie bei Drogensüchtigen.

Des Weiteren steht Zucker im Verdacht, folgende Symptome auszulösen:

Müdigkeit, Energielosigkeit, Depressionen, Angstzustände, Magen- und Darmprobleme wie Völlegefühle, Blähungen,

Durchfall und Verstopfung; des Weiteren Haarausfall, Hautkrankheiten, Pilzbefall, Menstruationsbeschwerden, Nervosität, Schlafstörungen, Konzentrationsschwäche.

Verzichten Sie möglichst auf Zucker! Sei es in Süßigkeiten, Konservennahrung, Fertignahrung (die man sowieso nicht essen sollte, wenn einem die Gesundheit am Herzen liegt), Fruchtsäften, Softdrinks oder natürlich auch im Kaffee, wenn man ihn selbst süßt. Achten Sie vor allem auf versteckte Zucker in Ketchup, Salatsoßen, Joghurt, Fertigwurst, Senf usw. Da ist es immer sehr hilfreich, die Zutatenliste zu studieren.

Kleiner Exkurs: Die Zutatenliste

Wer als Verbraucher wissen möchte, woraus ein Lebensmittel besteht, sollte die Zutatenliste lesen. Die Zutatenliste informiert über die Zusammensetzung des jeweiligen Lebensmittels und muss in der Regel vollständig sein.

Die Zutatenliste listet alle Zutaten in der Reihenfolge ihres Gewichtsanteiles auf. Am Anfang der Liste stehen die Hauptzutaten des Produktes. Gerade da findet man Zucker immer ganz vorne mit dabei. Am Ende finden sich meist Gewürze, Aromen und Zusatzstoffe. Werden Zutaten auf einer Lebensmittel-Verpackung abgebildet, so muss der prozentuale Mengenanteil angegeben sein. Laut Verbraucherzentrale dürfen Hersteller keine Zutaten verschweigen. Dennoch gibt es bei der Kennzeichnungspflicht Ausnahmen.

Bei unverpackter Ware, wie beispielsweise an den Bedienungstheken, gibt es keinerlei Zutatenliste. Man erfährt hier nicht, woraus das jeweilige Lebensmittel besteht. Hier gilt es den Verkäufer oder die Verkäuferin zu fragen. Lediglich bestimmte Zusatzstoffe zweiter Generation (d.h., Zusatzstoffe von Zusatzstoffen) müssen von außen kenntlich gemacht werden (Farbstoff/Phosphat). Wer mehr zum Thema wissen möchte, kann sich auf folgender Webseite informieren: www.lebensmittelklarheit.de

Zuckeraustauschstoffe

Zuckeraustauschstoffe sind süß schmeckende Kohlehydrate, die den Vorteil haben, dass sie einen geringeren Einfluss auf den Blutzuckerspiegel haben als der industriell gefertigte, raffinierte Haushaltszucker. Das kommt daher, dass Zuckeraustauschstoffe insulinunabhängig verstoffwechselt werden. Daher werden sie auch häufig in der Diabetikerernährung verwendet. In der Lebensmittelindustrie werden Zuckeraustauschstoffe gerne auch eingesetzt, um Lebensmittel zu süßen und um die Feuchtigkeit in Lebensmitteln zu halten.

Zuckeraustauschstoffe sind nicht zu verwechseln mit Süßstoffen. Diese werden synthetisch hergestellt, besitzen gegenüber den Zuckeraustauschstoffen einen viel höheren Süßungsgrad und haben so gut wie keine Kalorien. Synthetisch hergestellte Süßstoffe stehen außerdem in der Kritik, gesundheitsschädlich zu sein. Bekannte Süßstoffe sind Aspartam oder Saccharin. Sollte der Verzicht auf (Industrie-)Zucker anfänglich allzu schwer fallen, kann man sich als Übergangslösung der Zuckeraustauschstoffe bedienen.

Zuckeraustauschstoffe sind z.B.: Sorbit, Mannit, Isomalt, Maltit, Xylit, Fruktose.

Zum Schluss: Krebszellen lieben Zucker

Laut einer längst bekannten Empfehlung der Mehrzahl der Ärzte wie auch lange Zeit der ‚blauen Ratgeber' der Deutschen Krebshilfe sollen Krebspatienten so normal wie möglich essen, sprich: Fette möglichst vermeiden und die meiste Energie überwiegend aus Kohlehydraten aufnehmen. In den letzten Jahren sind Dutzende von wissenschaftlichen Arbeiten erschienen, die diese fettarme Ernährung bei Krebserkrankungen kritisch erscheinen lassen. Krebspatienten profitieren laut neuesten Studien sichtlich von einer fettreichen, kohlehydratereduzierten Ernährung, denn Tumore betreiben einen besonderen Stoffwechsel mit einem hohen Zuckerverbrauch.

Auf Basis des aktuellen Wissensstands stellt das Universitätsklinikum in Würzburg bereits seit 2007 für Krebspatienten eine Ernährung zusammen, die auf viel Fett und Eiweiß und auf wenig Kohlehydraten basiert. Ausgangspunkt war eine Studie mit 16 Krebspatienten. Die Teilnehmer waren allesamt im Endstadium ihrer Erkrankung. Der größte Teil dieser Patienten vertrugen die ketogene Ernährung gut und fühlten sich sehr wohl damit. Aktuell laufen weltweit vier große Studien zu diesem Thema, eine davon an der Frauenklinik der Universität Mannheim. Wen das Thema interessiert, dem sei hier das Buch **„Krebszellen lieben Zucker – Patienten brauchen Fett und Eiweiß“** von Prof. Dr. Ulrike Kämmerer empfohlen.

2. Das Getreide

Getreide ist in Deutschland Grundnahrungsmittel Nummer eins. Getreide ist allgegenwärtig. Ein Leben ohne Brötchen, ohne Brot, ohne Müsli, ohne Kuchen, ohne Nudeln? Für die meisten Menschen wäre dieser Gedanke unvorstellbar. Weltweit wird Getreide gegessen, und die Pflanze ist mittlerweile ein wichtiger Rohstofflieferant geworden. Getreide kann man in Massen anbauen, lagern, es ist in der Verarbeitung billig herzustellen und verspricht einen schnellen Energieschub. Alles spricht für das Getreide.

Getreidesorten sind: **Weizen, Roggen, Gerste, Dinkel, Grünkern, Hafer, Reis, Mais, Hirse, Buchweizen**

Und dennoch ist der Anbau von Getreide gerade einmal 10.000 Jahre alt. Eine relativ kurze Zeit, denn schon vorher war der Mensch ganze 1.900.000 Jahre lang bestens ohne jedes Getreide ausgekommen. Zugegeben, anfänglich war das Getreidekorn sicherlich eine abwechslungsreiche Bereicherung für den damaligen Menschen gewesen und erst durch das Anbauen von Getreidefeldern konnte der Mensch überhaupt sesshaft werden; er gründete Siedlungen und Gruppierungen. Die Anfänge des Ackerbaus werden als landwirtschaftliche Revolution betrachtet.

Allerdings hat erst der Ackerbau auch die Überbevölkerung auf der Erde ermöglicht. Und: Die Menschen wurden kleiner, Infektionen nahmen zu, Knochen und Zähne wurden brüchiger. Denn damals wie heute trägt Getreideverzehr zu einer allgemeinen Verschlechterung des Gesundheitszustandes bei. Dazu gleich mehr.

Getreidezucht heute

Bei der Getreidezucht heute konzentrierte man sich auf zwei Dinge. Getreide sollte sich schnell und bequem maschinell ernten lassen und es sollte den einfachen und kostengünstigen Anforderungen der Lebensmittelindustrie entsprechen. Des Weiteren wird von der Lebensmittelindustrie fleißig am Erbgut des Getreides herumgebastelt, um schließlich die Erträge zu maximieren – und das unabhängig von möglichen Folgen.

Das Weißmehl

Das Weißmehl nicht gesund ist, sollte sich mittlerweile herumgesprochen haben. Bei der Herstellung von weißem Mehl werden die Randschichten des Korns komplett entfernt. Das bedeutet, dem Korn wird genau das genommen, was für uns wertvoll ist, z.B. Vitamine, Mineralstoffe, Spurenelemente sowie Ballaststoffe und Proteine. Weißmehl ist somit ein isoliertes Produkt mit einem sehr hohen Kohlehydratanteil. Die Stärke wird im Dünndarm sehr schnell in Zucker aufgespalten. Dieser gelangt ungebremst ins Blut, wo er – ähnlich wie gewöhnlicher Haushaltszucker – den Blutzuckerspiegel rasch in die Höhe treibt und somit den Weg in Richtung Diabetes ebnet. Nach einigen Studien unter Menschen unseres Zeitalters ist Weißmehl im Hinblick auf die Entstehung von Arteriosklerose und damit auf Herz-

Kreislauf-Erkrankungen durchaus als problematisch zu werten. Während die ganze Welt das Fett verteufelt, kann Weißmehl ungehindert den Cholesterinwert anheben und somit in Seelenruhe die Arterien verengen.

Der bereits erwähnte Dr. Max Otto Bruker, Autor zahlreicher Bücher und Verfechter der Vollwerternährung, berichtet an dieser Stelle nicht nur von Patienten, deren Cholesterinspiegel nach dem Weglassen raffinierter Kohlehydrate sank, sondern auch von solchen, die im Rahmen einer Vollwertkost statt Margarine Butter bekamen und deren Cholesterinspiegel ebenfalls sank. Prof. Yudkin vom Ernährungswissenschaftlichen Institut in London kam ebenso zu der Schlussfolgerung, dass Störungen im Kohlehydratstoffwechsel durch Genuss isolierter Kohlehydrate (Fabrikzucker und Auszugsmehle) für die Entstehung der Arteriosklerose von entscheidender Bedeutung sind. Des Weiteren führe eine zucker- und getreidereiche Kost zu keiner richtigen Sättigung, sondern schneller zu erneutem Hunger, Müdigkeit und vermehrter Fetteinlagerung.

Mehl macht süchtig / Mehl macht dick

Der Kardiologe Dr. W. Davis stellte bei einer Studie fest, dass seine Diabetespatienten, wenn sie Mehl verzehrten, dick wurden – unabhängig, ob Weiß- oder Vollkornmehl. Der Schuldige war ein Eiweiß im Weizen namens Gliadin.

Gliadin ist Bestandteil des Weizenproteins Gluten, das bei manchen Menschen zu einer Unverträglichkeitsreaktion führen kann. Dazu später mehr.

Gliadin führt im Körper zu einer Ausschüttung von Exorphinen (ähnlich wie Opium), die betäubend wirken und süchtig machen. Diese können problemlos die Blut-Hirn-Schranke passieren und sich an das Gehirn andocken. Dieses Andocken bewirkt eine Sucht nach Weizen und somit nach einer Sucht nach mehr Teig- und Backprodukten. Durch vermehrten Konsum von diesen steigt der Appetit, und der Kreislauf setzt sich endlos fort. Wer mehr darüber erfahren möchte, dem möchte ich hier das Buch von Dr. Davis „Weizenwampe: Warum Weizen dick und krank macht“ ans Herz legen.

Getreide und die Abwehrstoffe

Abgesehen davon, dass Getreide im Körper Säure bildet, ist es auch arm an Mineralien, Vitaminen und Spurenelementen. Hält man vergleichsweise Obst und Gemüse, mageres Fleisch und Nüsse dagegen, schneidet Getreide sehr schlecht ab. Deutlich wird das Ganze, wenn man sich die Kohlehydrate in Brot usw. ansieht. So ist die rein rechnerische Kohlehydratmenge etwa in Nudeln mit 23 g pro 100 g nur wenig höher als in manchen Früchten (Beispiel: Bananen 22,8 g). Betrachten wir aber die Qualität der beiden Nahrungsmittelgruppen insgesamt, wird wieder klar, dass Früchte weit besser abschneiden als Brot und Getreideprodukte. Das größte Manko des Getreides aber sind die sogenannten Antinährstoffe. Pflanzen können vor ihren Feinden nicht weglaufen. Daher hat sich die Natur für ihre Pflanzen interne biologische Abwehrwaffen ausgedacht, die beim Verzehr (durch Tier oder Mensch) beim Konsumenten zu gesundheitlichen Problemen führen kann. Die biologischen Abwehrmechanismen der Getreidekörner reichen von Allergenen, die die Verdauung und Nährstoffaufnahme erschweren, bis hin zu Phytinsäure, Gluten und Lektinen, die das Immunsystem nachträglich beeinflussen.

Antinährstoff I: Phytinsäure

Antinährstoffe sind natürliche, aber problematische Stoffe in Lebensmitteln, die beim Verzehr eher schaden als nützen. Sie werden von Pflanzen gebildet, um Fressfeinde abzuwehren. Antinährstoffe verhindern unter anderem, dass Vitamine und Mineralstoffe vom Körper aufgenommen werden. Durch das Kochen werden einige dieser Nährstoffe unschädlich gemacht, manche aber auch nicht. Zu den sogenannten Antinährstoffen gehört z.B. die Phytinsäure.

Die Phytinsäure dient in Pflanzen als Speicher für Phosphat und Kationen (Kalium-, Magnesium-, Calcium-, Mangan-, Barium- und Eisen-Ionen), die der frische Keimling zum Wachstum benötigt. Besonders viel Phytinsäure ist in Hülsenfrüchten, Getreide (Weizen, Gersten-Roggenkleie) und auch Nüssen enthalten. Durch ihre komplexbildende Struktur kann sie vom Menschen mit der Nahrung aufgenommene Mineralstoffe wie Calcium, Magnesium und Eisen in

Magen und Darm unlöslich binden, so dass diese dem Körper entzogen werden. Wer sehr viel Getreide, Hülsenfrüchte und Nüsse verzehrt, riskiert somit einen chronischen Mineralstoffmangel.

Interessant ist, dass Wiederkäuer (Kühe usw.) die Phytinsäure abbauen und das dabei anfallende Phosphat wiederverwerten können. In der Paleo-Ernährung wird der Gehalt an Phytinsäure gemindert, indem hier weder Getreide noch Hülsenfrüchte auf dem Speiseplan stehen. Nüsse sind zwar zugelassen, aber nicht in großen Mengen.

Antinährstoff II: Lektine

Lektine sind mitunter die verbreitetsten Antinährstoffe. Sie kommen in fast jeder Pflanze (und auch in Tieren) vor. Je nahrhafter ein Nahrungsmittel ist, umso stärker ist es durch Lektine geschützt. Lektine binden sich an Kohlehydratstrukturen und erfüllen eine Reihe von wichtigen zellulären Aufgaben. Eine wichtige Aufgabe wäre somit die Abwehr von Feinden, sprich: Tieren. Lektine verursachen bei den Tieren Probleme im Verdauungstrakt und somit machen diese beim nächsten Mal einen großen Bogen um die betreffende Pflanze (ein Lerneffekt, den man sich als Mensch durchaus zum Vorbild nehmen kann). Lektine sind auch Eiweißstoffe, die unsere roten Blutkörperchen verklumpen und die Darmwand durchlässig machen. Man findet sie vorranging im Getreide und in Hülsenfrüchten. Bedingt durch die Verarbeitung, findet man Lektine auch in pflanzlichen Ölen und im Fleisch von Tieren, die mit Getreide gefüttert wurden. Lektine im Weizen stehen im Verdacht, eine Reihe von Erkrankungen zu fördern. In Tierversuchen führten sie zu Ablagerungen in den Blutgefäßen und zu Wachstumsstörungen. Sie schädigen die Darmschleimhaut und vergrößern die Bauchspeicheldrüse. Da Lektine die Darmwand durchlässig machen können, besteht die Gefahr, dass Toxine und Nährstoffe in den Blutkreislauf gelangen und weiteren Schaden anrichten. Dies kann sogar so weit gehen, das diverse Autoimmunerkrankungen auftreten.

Es gibt bestimmte Lektine, die gegen Hitze immun sind, daher hat das Verarbeiten und Kochen auf diesen Antinährstoff keinen direkten Einfluss. Eine Möglichkeit, Lektine im Korn zu reduzieren, wären die Einweichungen, die man auch bei Hülsenfrüchten (wenn man darauf nicht verzichten möchte) anwenden sollte.

Antinährstoff III: Gluten

Von den bisher genannten Antinährstoffen (Phytinsäure, Lektine) ist das Gluten wohl der bekannteste. Das kommt daher, weil Gluten einhergeht mit der Erkrankung „Zöliakie“ **(Glutenunverträglichkeit)** und schon längere Zeit durch die Medien geistert. Bei einer Glutenunverträglichkeit (auch Glutenintoleranz genannt) reagiert der Dünndarm auf das Klebereiweiß vieler Getreidesorten mit Entzündung und anschließendem Rückgang der Schleimhaut. In der Schulmedizin spricht man dann von der Zöliakie.

Kleiner Exkurs: Was ist die Zöliakie?

Die Zöliakie ist eine Nahrungsmittel-Unverträglichkeit gegen Gluten, die unbehandelt zu einer chronischen Schädigung der Dünndarmschleimhaut führen kann. Tritt eine Gluten-Unverträglichkeit bereits im Kleinkindalter auf, wird sie als Zöliakie bezeichnet, bei Erwachsenen wird sie Sprue genannt. Inzwischen hat man sich international darauf geeinigt, für Kinder und Erwachsene gleichermaßen von Zöliakie zu sprechen.

Gluten löst bei betroffenen Menschen eine Überreaktion des Immunsystems aus. Die Immunzellen bilden dann Abwehrstoffe – sogenannte Antikörper – gegen körpereigene Zellen des Dünndarms, die Zöliakie wird deshalb auch zu den Autoimmunerkrankungen gezählt. Die Immunreaktion kann zu einer Rückbildung der Schleimhaut führen, so dass die geschädigten Bereiche des Dünndarms Nahrungsbestandteile nicht mehr ausreichend aufnehmen können. Symptome einer Zöliakie sind: Durchfälle mit fetthaltigem Stuhl, Blähungen, Blähbauch, Blässe, Gewichtsverlust, eingeschränkte Leistungsfähigkeit und Mangelerscheinungen durch die gestörte Nährstoffaufnahme.

Die Zöliakie gehört zu den häufigsten Erkrankungen in vielen Industrieländern. Schätzungen zufolge sind 0,5-1 % der Bevölkerung betroffen, wobei Frauen etwa dreimal häufiger erkranken als Männer. Man geht allerdings von einer hohen Dunkelziffer aus, so dass die Häu-

figkeit der Zöliakie deutlich höher liegen dürfte. Zudem ist die Zahl der Zöliakie-Erkrankungen in Europa während der vergangenen 40 Jahre deutlich gestiegen.

Gluten oder auch Klebereiweiß ist ein Sammelbegriff für ein Stoffgemisch aus Proteinen, das in den Samen einiger Getreidearten vorkommt, vorranging in Weizen. Es hält den Brotteig beim Backvorgang zusammen und wird deswegen auch Weizenkleber genannt. Grob gesagt: Ohne Gluten kein Brot. Die negative Wirkungsweise von Gluten im Körper ähnelt derjenigen der Lektine und wurde im vorangehenden Kapitel näher beleuchtet.

Getreide, der heilige Gral

In der Fachwelt (Internet, Fachliteratur, Studien) tobt der Krieg in Bezug auf Getreide. Die Deutsche Gesellschaft für Ernährung, Vegetarier und die Bäckereiinnung (und einige mehr) auf der einen Seite und die Paleo-Anhänger und Wissenschaftler wie der Lebensmitteltechniker Udo Pollmer, Dr. Wolfgang Lutz oder Prof. Dr. Loren Cordain auf der anderen Seite. Zu jeder Studie gibt es eine Gegenstudie, zur jeder Meinung eine Gegenmeinung.

Natürlich darf man nicht vergessen, das hinter dem Konsum von Getreideprodukten, weltweit eine **riesige** Marktwirtschaft steht mit zahlreichen Arbeitsplätzen inklusive Quervernetzungen in puncto Verarbeitung, Verpackung, Fuhrpark, Einzelhandel usw. Das heißt, dass die Menschen, die durch diese Produkte ihren Lebensunterhalt verdienen, selten den Ast absägen, auf dem sie sitzen.

Eine Möglichkeit, der Wahrheit näher zu kommen, ist der sogenannte Selbstversuch. Da Sie dieses Buch gekauft haben, gehe ich davon aus, dass Sie dem **Paleo Lifestyle** offen gegenüberstehen. Fangen Sie ab heute an, Getreideprodukte vier (4!) Wochen lang zu meiden. Essen Sie dafür so viel Obst, Gemüse, Blattsalat, Fleisch und Fisch, wie Sie möchten. Beobachten Sie dabei, wie Ihr Körper auf den Verzicht von Getreideprodukten reagiert. In meinem Umfeld gab es nur positive Stimmen.

Wenn man im Internet die Spreu vom Weizen trennt, findet man zahlreiche Berichte von Menschen, die auf Getreideprodukte verzichtet haben, und das mit positiven Ergebnissen.

Beispiele:

Eine Heilpraktikerin hat mir einmal aufgrund von Wassereinlagerungen in meinem Körper (speziell in den Beinen) empfohlen, auf Fleisch zu verzichten und stattdessen Müsli, Getreidebreie und auf jeden Fall möglichst vegetarisch zu essen.... Hab ich probiert. Die Folgen waren schrecklich. Ständig dicke Beine und dazu Verdauungsbeschwerden... Nun verzichte ich seit nur einer Woche auf Getreideprodukte, Kartoffeln,... und Milchprodukte und siehe da, schon nach zwei Tagen stelle ich eine merkliche Besserung fest...

Oder:

Mehr Energie, weniger Blähungen (fast ganz weg), in drei Monaten 3 kg abgenommen...

Oder:

Ich leide auch unter einem Blähbauch und zudem unter leichtem Übergewicht... Seit einer Woche mache ich diese Paläo-Diät (was ja eigentlich keine Diät ist, sondern eine Ernährungsumstellung). Mein Blähbauch war am nächsten Tag weg und kam bis jetzt auch nicht mehr, ich habe außerdem 1 kg abgenommen...

(Quelle: hwww.diaet-erfahrungen.com)

Dr. Norman Walker, der selbst stolze 99 Jahre alt wurde, war strikt gegen erhitzte Stärke wie Getreide, Brot, Nudeln, Reis, Mais, Kartoffeln. Die Stärkemehle aus dem Ackerbau überfordern die Verdauung. Der Blutzucker wird unkontrollierbar, die Bauchspeicheldrüse überfordert, die Insulinausschüttung zu einer Berg- und Talfahrt: Hyper- und Hypoglykämie, Diabetes und metabolisches Syndrom sind die Folgen.

Es geht hier nicht darum, Getreide zu verteufeln. Es geht hier nicht um die Einteilung in Gut oder Böse. Die Problematik, die hier aufgeführt wird, ist die, dass das menschliche Genom (Erbgut), sich bis dato nicht ausreichend an Getreide anpassen konnte.

Anders formuliert: Für eine getreidebasierte Kost haben die Menschen seit der Steinzeit noch keine vollständige Adaption (Anpassung) erworben. Dieser Aspekt ist mitunter die Kernaussage von Paleo-Anhängern wie z.B. Prof. Dr. Loren Cordain.
Wer noch tiefer in die Materie einsteigen möchte, dem kann ich sein Buch: **„Das Getreide – Zweischneidiges Schwert der Menschheit“** empfehlen. Auf der Grundlage von mehr als **340 Quellen** legt Cordain überzeugend dar, dass Getreide und damit hergestellte Produkte keinesfalls ideale Nahrungsmittel sind.

Fazit zum Thema Getreide

Getreide(-Produkte) liefern keinen großen Mehrwert für die eigene Gesundheit. **Wer Brot, Getreideprodukte usw. isst, isst weniger andere Lebensmittel (Obst, Gemüse, mageres Fleisch und Fisch), die mehr Proteine, Fette, Vitamine, Mineralien und Spurenelemente liefern können.** Des Weiteren beeinflussen Getreideprodukte nachhaltig den Insulinspiegel, mit der Gefahr, eine (schleichende) Zunahme an Körpergewicht zu verursachen. Auch besitzt Getreide eine Fülle an Antinährstoffen wie Phytinsäure, Lektinen und Gluten, die allesamt negative gesundheitliche Folgen mit sich bringen. Denn durch die Antinährstoffe entstehen chronische Entzündungen, die zum Großteil Auslöser der Zivilisationskrankheiten sind – bekanntermaßen oder auch unbewusst. Für jene, die Probleme haben, komplett auf Getreide zu verzichten, gäbe es als Kompromiss glutenfreie (Pseudo-)Getreidesorten wie Buchweizen, Amaranth oder Hirse (Antinährstoffe wären auch hier vorhanden; um diese zu neutralisieren, sollte man diese Sorten vorher für mehrere Stunden in Wasser einlegen).

Des Weiteren essen die langlebigen (Natur)Völker dieser Erde sehr wenig oder gar kein Getreide. Das Hauptnahrungsmittel vieler (Natur)Völker ist Fleisch, Gemüse, Obst und gelegentlich Mais. **Getreide als Nahrungsmittel ist nur für Zeiten der Not eine geeignete Wahl.** So lange wir aber die Wahl haben, Gemüse, Fleisch, Fisch, Salate, Früchte und Nüsse zu essen, besteht für Getreideverzehr nicht die geringste Notwendigkeit.

3. Milch / Milchprodukte

Milch ist in letzter Zeit zu einem umstrittenen Lebensmittel geworden. Die Anzahl der Fachbücher wie auch wissenschaftliche Ergebnisse gegen Milch häufen sich. Auch diverse Internetseiten wie z.B. milchlos.de befassen sich kritisch in Bezug auf den Verzehr von Milchprodukten. Ausgebildete Ernährungsberater wie auch die Medien schwören nach wie vor auf das tägliche Glas Milch. In den sogenannten Zivilisationsländern gilt sie als Grundnahrungsmittel, denn: „Milch ist gesund." Ist dem wirklich so? Der Verzehr von Milchprodukten hat auch die Meinung der Paleo-Anhänger gespalten. Dazu aber später mehr.

Wie Getreide, so ist auch die Verwendung von Milch anderer Tiere als Nahrungsmittel erst ca. 10.000 Jahre alt. Der Verzehr von Milch war erst dann möglich, als der Mensch anfing, gewisse Tiere zu domestizieren (d.h., zu zähmen bzw. zu zügeln). Der Mensch kam zwei Millionen Jahre ohne Milch aus und die Milchindustrie macht fleißig Werbung, dass die Milch unverzichtbar sei. Dennoch leidet die Mehrheit der Menschen auf dieser Welt an einer Unverträglichkeit der Milch gegenüber. Nicht selten klagen Menschen nach einem Glas Milch über Beschwerden wie Magenschmerzen, Krämpfe und Blähungen. Woher kommt das? Ganz einfach: Schuld ist der Milchzucker in der Milch.

Laktose

Laktose ist der Milchzucker in der Milch, der einem Säugling als Kohlehydratquelle dient. Während der Stillzeit wird daher im Körper das Enzym Laktase gebildet. Laktase spaltet die Laktose in ihre zwei Bestandteile auf. in Glukose und in Galaktose. Jetzt können die aufgespaltenen Moleküle über den Dünndarm aufgenommen werden. Die Produktion von Laktase wird nach dem Stillen eingestellt. Das heißt, nach der Stillzeit war der damalige Steinzeitmensch laktoseintolerant, was größtenteils auch auf den heutigen Menschen zutrifft. Trinkt man dennoch ein Glas Milch, passiert Folgendes: Dadurch, dass Laktase fehlt, kann der Milchzucker in der Milch nicht mehr aufgespalten werden. Jetzt gelangt der Milchzucker in den Dickdarm, wo er dann von den Darmbakterien zersetzt wird. Als Nebenprodukt entstehen Gase und kurzkettige Fettsäuren, welche dann für die Verdauungsbeschwerden verantwortlich sind.

Wer eine Laktoseintoleranz hat, sollte um Milch einen großen Bogen machen. Es gibt zwar im Handel mittlerweile laktosefreie Milch, die aber aufgrund der Art und Weise ihrer Verarbeitung **(Pasteurisierung, Homogenisierung)** nicht zu empfehlen ist. Dazu gleich mehr. Bedingt durch ihren Reifeprozess enthalten Milchprodukte wie Quark, Joghurt und Käse verhältnismäßig wenig Laktose, weshalb einige Menschen diese Produkte besser vertragen.

Pasteurisierung

Ein gravierender Nachteil der Milch aus dem Supermarkt ist der Verarbeitungsprozess. Bevor die Milch in den Handel kommt, wird sie erhitzt. Dies nennt man Pasteurisation. Dabei wird die Milch einer Hitze bis zu 75° Grad ausgesetzt, um die darin enthaltenen Keime zu töten. Durch das Erhitzen der Milch werden leider auch viele wichtige Enzyme und hitzeempfindliche Vitamine zerstört. Noch bedenklicher ist ultrahocherhitzte H-Milch. Dabei wird die Milch einer Temperatur von bis zu 150° Grad ausgesetzt, mit entsprechenden Folgen von Vitaminverlust. Die Milch ist dann kein frisches, aktives Lebensmittel mehr, sondern zu einem toten Nahrungsmittel degeneriert.

Homogenisierung

Natürliche Milch rahmt auf. Das heißt, das in der Milch vorhandene Fett trennt sich vom Wasser und schwimmt nach oben. Mit dem Löffel oben abgeschöpft, kann es als Sahne verwendet werden. Um diesen Vorgang zu verhindern, wird die Milch homogenisiert. Dabei wird die Milch mit einem hohen Druck durch winzige Düsen gepresst. Der Aufprall auf einem Blech zerfetzt die kleinen Fettkügelchen, die in der Milch schwimmen. Die kleinen Fettkügelchen schließen sich nicht mehr zusammen, sondern bleiben gleichmäßig in der Milchflüssigkeit verteilt. Das Ergebnis: Die Milch rahmt nicht mehr auf. Es gibt Wissenschaftler, die behaupten, dass homogenisierte Milch eine Ursache für die zunehmende Milchallergie sein könnte. Denn an die zerkleinerten Fettkügelchen lagerten sich verstärkt Eiweiße an. Diese gerönnen dadurch nicht mehr im Magen, sondern gelangten in den Darm, durchdringten die Darmwand und gelangten so wiederum in den Blutkreislauf. Das Immunsytem entwickele daraufhin sogenannte Antikörper, um gegen den fremden Eindringling anzugehen. Der betroffene Mensch sei dann ab sofort darauf sensibilisiert.

Die Bundesanstalt für Milchforschung hält homogenisierte Milch weiterhin für unbedenklich. Handelsübliche Milchsorten im Supermarkt sind in der Regel alle durchgängig homogenisiert.

Wachstumshormone und Antibiotikum

Milch enthält im Eiweiß gebundene Wachstumshormone zur Übertragung von Informationen zwischen den Zellen, die das Wachstum beeinflussen. Die Milch der Kuh ist die artgerechte Ernährung des Kalbes, denn dieses muss in kurzer Zeit das Körpergewicht um ein Vielfaches erhöhen. Es benötigt daher wesentlich mehr Wachstumsstimulation durch Hormone und Proteine als ein Baby oder ein Kind. Der Organismus eines menschlichen Babys braucht eine auf seine Bedürfnisse abgestimmte Zusammensetzung, nämlich Muttermilch, die sich gravierend von der Kuhmilch unterscheidet. Die Konzentration in der Kuhmilch (Nährstoffe,

Hormone und Eiweiß) ist schlicht zu hoch und überlastet den menschlichen Stoffwechsel.

Kühe, die unter dem kommerziellen Aspekt unnatürlich gehalten werden, bekommen in Abständen Antibiotika zugeführt. Meist leben die Kühe unter unhygienischen Bedingungen und sind daher einer Menge Erregern ausgesetzt, welche die Kuh im natürlichen Rahmen nicht mehr bekämpfen kann. In der Kuhmilch finden sich dann Bestandteile von Antibiotika, die wir Menschen durch den Verzehr von Milch und diversen Milchprodukten dann unserem Körper zuführen.

Die Kalzium-Lüge

Jeder Deutsche verbraucht im Durchschnitt über 80 kg Milchprodukte pro Jahr. Mit diesem Verbrauch liegt Deutschland an der Weltspitze. Milchprodukte decken hierzulande rund ein Viertel unseres täglichen Nahrungsbedarfs. Die Milchindustrie sagt gebetsmühlenartig: Die Knochen brauchen Kalzium, das nur in Milch enthalten ist. Wer sich also vor Osteoporose schützen möchte, für den seien Milchprodukte die erste Wahl. Das heißt im Umkehrschluss, dass wir Deutschen die stärksten Knochen der Welt haben müssten. Aber leider ist dem nicht so. In China wie auch in Japan, wo der Milchverbrauch im täglichem Leben kaum eine Rolle spielt, ist die Osteoporoserate viel niedriger als in Deutschland. Das Gleiche gilt auch für Afrika und

Südamerika. In der Kuhmilch ist neben Kalzium außerdem ein hoher Phosphatgehalt vorhanden. Wird über bestimmte Lebensmittel zu viel Phosphat aufgenommen, gerät der Kalziumhaushalt im Körper aus dem Gleichgewicht. Auf der einen Seite behindert das Zuviel an Phosphaten die Kalziumaufnahme, andererseits produziert die Nebenschilddrüse dann mehr Hormone, die wiederum dafür sorgen, dass Kalzium aus den Knochen entmineralisiert (gelöst) wird. Damit bewirkt der Körper, dass der Kalziumspiegel im Blut im Durchschnitt konstant bleibt. In der Folge kommt es zu einem verstärkten Abbau der Knochensubstanz und das Risiko für Osteoporose steigt an.

Sprich: Eine phospatrreiche Ernährung senkt die Aufnahmekapazitäten für Calcium, weshalb kalziumreiche Lebensmittel wie z.B. Brokkoli oder Blattsalat, die gleichzeitig wenig Phosphat enthalten, für die Kalziumversorgung deutlich geeigneter sind als die Milch. Zu beachten sind auch Kalziumräuber wie die Oxalsäure in bestimmten Gemüsesorten (Rhabarber, Spinat), Kakao, schwarzer Tee und die Phytinsäure im Getreide **(siehe Kapitel „Antinährstoffe“)**, Koffein sowie ein hoher Anteil an Zucker, Speisesalz und Alkohol.

Des Weiteren hängen starke Knochen nicht nur vom Kalzium in den Lebensmitteln ab, sondern auch von ausreichender Bewegung und von Vitamin D, das der Körper in Verbindung mit Sonnenlicht selbst herstellen kann.

Milchkonsum und Krebs

Unterschiedliche Studien bringen in letzter Zeit häufig den Konsum von Milchprodukten mit Brust- bzw. Prostatakrebs in Verbindung. 2007 legte die europäische Krebsforschung die neuesten Erkenntnisse über den Zusammenhang zwischen Milchprodukten und Prostatakrebs aus einer Langzeitstudie mit 142.251 Männern vor. 2008 ging das Ergebnis dieser Langzeituntersuchung beim British Journal of Cancer Epidemiology weltweit online. Die Ergebnisse der Untersuchung erhärteten den Verdacht des Zusammenhangs zwischen dem Verzehr von Milchprodukten und der Erkrankung an Prostatakrebs. Ebenfalls teilgenommen an der europäischen Studie hat auch die "Division of Cancer Epidemiology, German Cancer Research Centre, Heidelberg, Germany".

Der Krebsinformationsdienst des Deutschen Krebsforschungszentrums behauptet bis dato trotz unterschiedlicher Studien jedoch, es gebe keine Verbindung zwischen jeglicher milchprodukthaltiger Nahrung und der Entstehung von Krebs. Auch die Deutsche Gesellschaft für Ernährung hält sich bedeckt, wenn es um einen Zusammenhang von Milchprodukten und Krebs geht.

Hier ein Auszug:

Der Vergleich des Lebensmittelverbrauchs in verschiedenen Ländern mit der Häufigkeit bestimmter Krebsformen zeigt in einigen Studien eine Assoziation zwischen hohem

Milch(fett)konsum und dem erhöhten Auftreten von Brust-, Dickdarm- (einschließlich Rektum-), Prostata-, Pankreas-, Eierstock-, Lungen- und Gebärmutterkrebs. Bezogen auf die Mortalitätsrate gilt dies nur für Brustkrebs und das Prostatakarzinom....

...allerdings lassen sich wegen der begrenzten Qualität des Datenmaterials und unkontrollierter sog. "confoundings" derartige Korrelationsstudien zur Bewertung einzelner Lebensmittelgruppen nur mit größter Vorsicht heranziehen. Die Ergebnisse von Fall-Kontroll- und Kohortenstudien sind widersprüchlich. Meist stehen Humanstudien, die eine positive Assoziation zwischen bestimmten Krebsformen und dem Verzehr von Milch und Milchprodukten zeigen, eine ähnliche Anzahl von Untersuchungen gegenüber, in denen keine oder sogar negative Assoziationen festgestellt wurden.

Daher findet man im WCRF1-Report 1997 zwar Adipositas und den Verzehr von Cholesterin und (tierischem) Fett unter den möglichen Risikofaktoren von Kolorektal-, Brust-, Gebärmutter-, Prostata-, Pankreas- und Lungenkrebs, ein Zusammenhang mit dem Verzehr von Milch und Milchprodukten wird aber nur bei Prostata- und Nierenkrebs für möglich gehalten. (Quelle: www.dge.de)

Jane Plant, eine der führenden Geologinnen Englands, schildert in ihrem Buch **„Dein Leben in deiner Hand“** anschaulich ihre eigene Suche nach einer für sie optimalen Lösung, nachdem sie an Brustkrebs erkrankt ist. Trotz schulmedizinischer Behandlung (Chemo, OP) konnte sie ihren Krebs nicht stoppen. Die Ärzte gaben ihr noch wenige Monate zu leben. Jane Plant machte sich daraufhin auf die Suche nach Alternativen. Dabei stieß sie auf die ursprüngliche Lebensweise von Asiatinnen ohne westlichen Einfluss, die deutlich weniger an Brustkrebs erkrankten als die Frauen aus Europa und Amerika. Ein deutlicher Unterschied war, dass chinesische Frauen so gut wie keine Milchprodukte zu sich nahmen. Von dieser Stunde an verzichtete sie auf jegliche Form von Milchprodukten. Daraufhin erlitt sie nicht nur keinen weiteren Rückfall, sondern wurde auch von einem großen Tumor an ihrem Hals befreit, der innerhalb von sechs Wochen verschwand.

Jane Plant hat in ihrem Buch wissenschaftliche Beweise zusammengetragen, die belegen, dass es einen Zusammenhang zwischen dem Verzehr von Milch und Milchprodukten und dem Anstieg an Brust- und Prostatakrebs gibt.

"Der springende Punkt ist der", schreibt Jane Plant, *"die Milch aller Säuger, ob von Menschen, Kühen oder einer anderen Art, ist eine hochwirksame, äußerst komplexe Flüssigkeit und einzig dazu gedacht, die individuellen Bedürfnisse junger Säugetiere ein- und derselben Art zu befriedigen. Nicht die Kuhmilch ist das Problem: Sie ist eine wunderbare Nahrung – für Kälber. Und damit sind wir an der Wurzel des Übels."*

(Jane Plant: Dein Leben in Deiner Hand, S. 144)

Kühe in der Massentierhaltung

Die schöne romantische Vorstellung frei lebender Kühe auf der Weide entspricht leider nicht den tatsächlichen Lebensbedingungen vieler Kühe, deren Milchprodukte wir täglich verzehren. Tatsache ist, dass noch immer zahlreiche Rinder ihr Dasein auf engstem Raum und oft ohne Tageslicht fristen müssen. Zwar werden innerhalb Europas immer mehr sogenannte „Laufställe“ gebaut, wo die Tiere mehr Platz haben. Leider ist diese Haltung nach wie vor nicht artgerecht, weil der Platz nach wie vor nicht ausreicht und das Leben auf der Weide nicht ersetzen kann. Immer noch zugelassen sind auch sogenannte „Vollspaltenböden“, bei welchen die Rinder auf harten Holzböden mit Spalten dazwischen laufen müssen. Immer wieder bleiben Kotreste in diesen Spalten hängen, sodass die Kühe durch ihre eigenen Ausscheidungen laufen müssen und ständig auf dem rutschigen Untergrund ausgleiten. Der Untergrund dieser Ställe führt zu Klauenschäden; Beim Hinfallen verletzen sich die schweren Tiere sehr oft und haben aufgrund des Platzmangels dann Probleme, wieder aufzustehen.

Damit die Kühe besonders viel Milch geben können, werden sie in übermäßigen Mengen mit Industrie- und hohem Energiefutter gefüttert. In den vergangenen Jahren wurde die Milchleistung einer Kuh rapide nach oben getrieben. Solche Steigerungen der Produktion sind nur durch den Einsatz von billigem Futter möglich. Die Kühe sind dadurch anfälliger für Krankheiten und viele haben eine ge ringere Lebenserwartung. Daraus resultiert, dass die Rinder ständig mit Medikamenten vollgepumpt werden.

Die Kühe werden mehrmals täglich an Maschinen angeschlossen, durch die sie gemolken werden. Oft haben die Kühe dadurch schmerzhafte Euterentzündungen und Verletzungen durch die Melkmaschinen. Wie andere Säugetiere auch, geben Kühe eigentlich nur Milch, wenn sie Junge haben. Damit eine Kuh ständig Milch produzieren kann, werden die weiblichen Tiere ständig künstlich befruchtet.

Alternative zu Milch

Wie bereits erwähnt, ist der Verzehr von Milch bzw. von Milchprodukten bei einigen Paleo-Ahängern umstritten. Die dargestellten Fakten in den vorangegangenen Kapiteln sprechen eigentlich für sich, und wer vorher Milchprodukte auch nur in geringen Mengen zu sich genommen hat, kann sie ruhig gänzlich streichen. Nicht zu vergessen, gibt es in der Naturheilkunde einen großen Erfahrungsschatz darüber, dass bestimmte Erkrankungen wie z.B. Asthma, Heuschnupfen, Schuppenflechte oder Neurodermitis alleine nur durch das Weglassen von Milchprodukten eine deutliche Verbesserung erfuhren.

Natürlich muss man aufpassen, dass man nicht alles in einen Topf wirft. Rohmilch von Weidekühen hat eine andere Qualität als pasteurisierte und homogenisierte Milch aus dem Discounter. Das ist auch mit ein Grund, warum einige

Paleo-Anhänger Milch bzw. Milchprodukte zulassen, dann aber nur unter bestimmten Auflagen.

Milch von Weidekühen

Wer nicht gänzlich auf seine Milch verzichten möchte, sollte unbehandelte Milch direkt vom Bauern kaufen. Wer nicht weiß, wo der nächste Milchbauer in seiner Umgebung ist, sollte das Internet konsultieren. Ist ein Milchbauer lokalisiert, sollte man folgende Dinge beachten: Wichtig ist, dass die Kühe nicht den ganzen Tag im Stall herumvegetieren, sondern die Möglichkeit haben, auf die Weide zu kommen. In Zusammensetzung und Geschmack ihrer Milch spiegeln sich Ernährung und Haltung der Kühe genauestens wieder. Ob die Milchkühe ausgiebig auf der Weide grasten oder ganzjährig im dunklen und engen Stall standen und allein mit Kraftfutter abgespeist wurden, kann man analytisch nachweisen und tatsächlich schmecken: Die Milch von Weidekühen enthält doppelt so viele Omega-3-Fettsäuren wie die von Stallvieh, die diversen Vitamine sind in deutlich höherer Konzentration vorhanden. Milch von gestressten und falsch gefütterten Kühen hat oft einen säuerlich-bitteren Geschmack.

Die (Roh)Milch direkt vom Bauern ist in der Regel völlig unbehandelt. Die Milch wird direkt nach dem Melken auf 4°C heruntergekühlt. Bei gleichbleibender Kühltemperatur ist sie im Kühlschrank bis zu zwei Tage haltbar. Wenn Rohmilch im Kühlschrank gelagert wird, setzt sich oben der Rahm ab. Dadurch, dass die Milch nicht behandelt wurde, enthält sie je nach eingehaltenen Hygiene-Standards Keime, die bei Schwangeren und Kleinkindern zu Infektionskrankheiten führen können. Gefährliche Erreger sind fast ausschließlich nur dann in der Milch enthalten, wenn die Kühe nicht artgerecht gehalten und gefüttert werden. D.h., wenn sie also beispielsweise keinen Weidegang haben und mit Industriefutter und Getreide statt mit Gras gefüttert wurden. Viele Milchbauern und ihre Familien trinken ihre Milch selbst unbehandelt (nicht gekocht), wenn sie diese aber verkaufen, empfehlen sie, die Milch abzukochen, weil es die Milch-Verordnung verlangt.

Alternative zur Kuhmilch

Milch von Ziegen und Schafen:

Eine Alternative zur Kuhmilch ist die Milch von Ziegen bzw. die Milch von Schafen. Ziegenmilch ist nicht allergieauslösend, weil der Gehalt an schwerverdaulichem Kasein sehr niedrig ist. Auch sorgt die Struktur der Aminosäuren in dieser Milch für eine gute Verdaubarkeit. Ziegen- bzw. Schafsmilch hat einen hohen Gehalt an Vitaminen und Mineralstoffen; dieser liegt um ein Vielfaches höher als bei der Kuhmilch. Durch artgerechte Haltung der Schafe mit Weidegang enthält Bio-Schafsmilch besonders viele wertvolle Omega-3-Fettsäuren.

Sojamilch:

Eine beliebte Alternative ist die sogenannte Sojamilch geworden. Doch dazu in einem späteren Kapitel mehr.

Mandelmilch:

Mandelmilch kann dort eingesetzt werden, wo man sonst Kuhmilch verwendete. Sie ist eine feine und sättigende Zwischenmahlzeit. Man kann sie fertig im Naturladen kaufen oder selbst herstellen.

Rezept:

1-2 Handvoll Mandeln
0,5 l Wasser
5-12 entsteinte Datteln (zum Süßen)

Geben Sie alles in einen Mixer und geben Sie anschließend die fertige Flüssigkeit durch ein Sieb. Die Menge ist je nach persönlichem Geschmack variierbar.

In Bezug auf Mandemilch lohnt es sich, im Internet nähere Informationen einzuholen. Um Antinährstoffe wie die Phytinsäure zu umgehen, wäre es ratsam, die Mandeln über Nacht einweichen zu lassen.

Kokosmilch:

Auf die Kokosmilch kann die asiatische Küche nicht verzichten. Alternativ und Laktosefrei kann man diese aber auch als Milchersatz nehmen. Kokosmilch in Bioqualität gibt es mittlerweile im Internet oder in fast jedem Naturkostladen zu kaufen.

Fazit Milch

Wie ich bereits eingangs erwähnt habe, ist das Thema **„Milch“** ein umstrittenes Kapitel in der Ernährungslehre. Fakt ist, dass die Milch von der Kuh beim Menschen zu gesundheitlichen Problemen führen kann und zwar in Form von Allergien (Kasein) oder in Form einer Unverträglichkeit gegenüber der Laktose in der Milch.

Viele Menschen, die Milch konsumieren, zeigen auch unbewusst gesundheitliche Beschwerden, die nicht mit dem Verzehr von Milchprodukten in Verbindung gebracht werden, daher haben wir es hier weltweit mit einer hohen Dunkelziffer zu tun.

Ob Milch krebsfördernd ist, steht noch aus, aber man sollte diesen Verdacht nicht einfach abtun. Kühe werden unter schlechten Bedingungen gehalten und als reine Milchmaschinen ausgebeutet. Das sollte man immer im Hinterkopf behalten, wenn man die billige Milch, die zuvor stark erhitzt und homogenisiert wurde, im Discounter kauft. Aus all diesen Gründen wird in der Paleo-Welt auf Milchprodukte verzichtet, weil der Mensch sich zu eigen gemacht hat, als einziges Lebewesen dieser Erde die Milch eines anderen Säugetieres als Grundnahrungsmittel zu deklarieren. Wer nicht gänzlich auf Milch verzichten möchte, sollte auf Alternativen ausweichen oder sich auf Rohmilch fokussieren.

4. Hülsenfrüchte

Hülsenfrüchte wie Erbsen, Kichererbsen, Stangenbohnen, und Linsen spielen seit Urzeiten eine wichtige Rolle in der Ernährung des Menschen. Hülsenfrüchte erreichen große Erträge auf kleinen Flächen. Daher sind ihre Früchte und Samen ein wichtiger Bestandteil der menschlichen Ernährung geworden und das weltweit. Hülsenfrüchte haben einen relativ hohen Eiweißanteil und sind reichlich an Vitaminen und Mineralstoffen.

In der Paleo-Ernährung werden Hülsenfrüchte eher gemieden, bedingt durch den Anteil an Kohlehydraten (wegen des Blutzuckerspiegels/Insulins) und die darin enthaltenen Antinährstoffe wie die Phytinsäure, Lektine und Toxine. Wer auf Hülsenfrüchte dennoch nicht verzichten möchte, sollte sie vor dem Kochen, wo bereits einige Antinährstoffe und Toxine abgebaut werden, für zwei Tage in Wasser einweichen. Dadurch erhöht sich die Verträglichkeit beim Verzehr von Hülsenfrüchten. Trotzdem bleibt ein gewisser Anteil an Antinährstoffen enthalten, wenn auch vermindert. Soja, auch eine Hülsenfrucht, nimmt mittlerweile bei Menschen, die sich bewusst gesund ernähren, eine Sonderstellung ein. Mehr dazu im nächsten Kapitel.

Soja / Sojaprodukte

Sojamilch, Sojabutter, Soja als Fleischimitat, Soja im Tofu, Sojadrink – die Vielfalt von Soja ist extrem hoch und bei Vegetariern und Rohkostlern ein sehr beliebter Ersatz für

Fleisch, Fisch und Milchprodukte. Sie wird seit einiger Zeit immer mehr Nahrungsmitteln zugesetzt und gilt als tolle Alternative. Sojaprodukte sind in ihrer Vielfalt mitunter der Verkaufshit in Bio- bzw. Naturkostläden. Soja findet sich im Brot, Schokolade, Eiscreme und natürlich auch in kohlehydratarmen "Diät"-Produkten. Der hohe pflanzliche Eiweißgehalt und die gute Verfügbarkeit zu geringen Kosten machen die Sojabohne zu einem Nahrungsmittel, das sich gut in andere Nahrungsmittel integrieren lässt. Soja kann man, wie Getreide auch, schnell, billig und ohne viel Aufwand züchten. Soja wird daher auch oft an Mastvieh verfüttert.

Fakt ist, dass die Sojabohne wie alle anderen Hülsenfrüchte auch nicht roh verzehrt werden kann und ihre Pflanze giftig ist. Um Soja genießbar zu machen, muss die Bohne eine komplexe Prozedur unterlaufen. Hinzu kommt, dass über die Hälfte der Sojaproduktion weltweit gentechnisch manipuliert ist, allen voran in Amerika. Gentechnische veränderbare Sojabohnen und die eventuellen gesundheitlichen Nachteile für den Menschen sind gegeben, stehen aber noch aus. Der Großteil des Sojas wird in Amerika produziert. Dort dürfen die Bauern große Mengen an Pestiziden und Herbiziden verwenden. Die Sojabohne enthält ebenso Antinährstoffe, Toxine und andere Substanzen, die wie uns jetzt im Einzelnen näher betrachten.

Isoflavone:

Isoflavone gehören zu den sekundären Pflanzenstoffe, die für die pflanzliche Abwehr eine Rolle spielen. Isoflavone sind aber auch Pflanzenhormone, auch Phyto-Östrogene genannt, und haben eine hormonähnliche Wirkung. Dieses Pflanzenhormon ähnelt dem weiblichen Sexualhormon und hat weltweit das Interesse der Wissenschaft und der Pharmaindustrie geweckt. Gedacht war, die Substanz (Isoflavone) zu isolieren und u.a. als Therapie für Frauen in den Wechseljahren anzubieten.

Hinweise, dass der regelmäßige Verzehr von Sojaprodukten bei Beschwerden in den Wechseljahren hilft oder gar den Kalziumverlust in den Knochen verhindert, sind klinisch jedoch nicht bewiesen und mittlerweile wieder umstritten. Auch Studien in Australien und Amerika mit isoflavonreicher Nahrung (Soja) haben bei den Probandinnen mit Wechseljahrenbeschwerden keinerlei Besserung gebracht. Das gleiche vernichtende Urteil kommt von Dr. Levis und wurde unlängst in einer Doppelblindstudie in der international hoch anerkannten Fachzeitschrift "Archives of Internal Medicine" veröffentlicht.

Das französische Expertengremium Afssa (Agence française de sécurité sanitaire des aliments) hat rund 1500 wissenschaftliche Studien zum Thema analysiert. Schlussfolgerung: "Soja ist nicht harmlos." Denn Isoflavone können sich negativ auf den Hormonhaushalt auswirken und auch Tumore fördern. Auch haben Isoflavone eine kropffördernde

Wirkung. Eine Studie an Kindern mit autoimmunbedingten Schilddrüsenerkrankungen lässt auf einen Zusammenhang mit dem Verzehr von Sojaprodukten im Säuglingsalter schließen. Auch bei Erwachsenen, die über drei Monate täglich 30 g Soja aufnahmen, wurde bei der Hälfte der Probanden eine Kropfbildung festgestellt. Beim Absetzen von Soja hatte dieser die Eigenschaft, sich wieder zurückzubilden. Ebenso können die in Soja vorhandenen Östrogene bei Männern zur Verweiblichung führen und zu Unfruchtbarkeit.

Lektine / Phytate:

Auch die Sojabohne als Hülsenfrucht besitzt einen hohen Anteil an Lektinen und hat von allen bisher untersuchten Getreide- oder Hülsenfrüchtesorten einen der höchsten Phytatgehalte. Gegen Maßnahmen wie langes Kochen bei niedriger Temperatur sind diese Phytate in der Soja höchst resistent. Nur ein langer Fermentierungsprozess kann den Phytatgehalt von Sojabohnen deutlich reduzieren. Wie bereits besprochen, verhindert Phytat die Aufnahme von Mineralien wie Kalzium, Magnesium, Eisen und Zink, was somit zu einem Mangel führen kann.

Soja enthält Goitrogene:

Goitrogene wie auch Isoflavone können die Schildrüsenfunktion negativ beeinflussen. Goitrogene sind Substanzen, die die Jodidaufnahme in der Schilddrüse hemmen bzw. die Aufnahme von Jodid aus dem Darm vermindern können.

Jodid ist ein Mineralstoff, den der Körper in ausreichender Menge braucht, um die körpereigenen Hormone selbst herstellen zu können, damit es nicht zu einer Unterfunktion oder zur Bildung von sogenannten Knoten kommen kann. Die Einwirkung von Goitrogenen und Isoflavonne auf die Schilddrüsen kann u.a. zu Gewichtszunahme, Verdauungsstörungen und Müdigkeit führen.

Trypsin-Hemmer:

Soja enthält sogenannte Trypsin-Hemmer, welche die Absorption (Aufnahme) von Proteinen hemmt. Sprich: Trypsin-Hemmer unterbinden die Verdauung von Eiweiß. Dadurch kann es zu chronischen Mängeln bei der Aufnahme von Aminosäure (einer kleineren Einheit von Eiweiß) kommen. Zudem wirken sich Trypsin-Hemmer negativ auf die Funktion der Bauchspeicheldrüse aus.

Soja-Isolat:

Sojaprotein-Isolat (strukturiertes Soja-Eiweiß / „Pflanzeneiweiß") enthält nachweislich Toxine und Karzinogene, die durch die Verarbeitung des Soja entstehen.

Soja und das Insulin:

Sojaprodukte enthalten oft Kohlehydrate, und zwar in Form von Honig oder Rohrzucker. Damit versucht man, den bitteren Geschmack von Soja abzuschwächen. Kohlehydrate in Verbindung mit Soja verhindern den Fettabbau, weil

Kohlehydrate zu einer Insulinausschüttung im menschlichen Körper führen und damit dem Fettabbau entgegenwirken.

Soja / Krebs und die Asiaten

Ein direkter Zusammenhang zwischen dem Verzehr von Sojaprodukten und Krebs ist bislang nicht eindeutig erkennbar. Jedoch ließen hochdosierte Nahrungsergänzungsmittel mit isolierten Soja-Extrakten einen Tumor an weiblichen Ratten schneller wachsen. Inwieweit man dies auf den Menschen übertragen lässt, sei dahingestellt. Fakt ist, dass Frauen in asiatischen Ländern seltener Brustkrebs bekommen als Frauen aus den westlichen Ländern. Ein Argument dafür soll der hohe Sojaverbrauch sein, der bei Studien leider sehr unterschiedlich angegeben wird. Man sollte erwähnen, dass asiatische Frauen generell gesünder leben als Frauen, die im Westen leben: Weniger Rauchen, kein Übergewicht, mehr Gemüse und Fisch usw.

Dass Soja daher alleine für die niedrige Brustkrebsrate verantwortlich ist, konnte bis dato nicht hinreichend nachgewiesen werden. Bereits erwähnt wurde auch, dass Brustkrebs (und Prostatakrebs) in Verbindung steht mit dem Verzehr von Michprodukten. Asiaten verzehren viel, viel weniger Milchprodukte als Europäer oder die Amerikaner (das kommt daher, weil fast alle Asiaten eine Laktoseintoleranz aufweisen). Diese eben genannte Aussage möchte ich so im Raum stehen lassen. Des Weiteren haben Asiaten (auch Japaner) dafür eine viel höhere Rate bei anderen Krebsarten, insbesondere Speiseröhren-, Magen-, Pankreas und Leberkrebs. Überall auf der Welt zeigen Asiaten außerdem eine erhöhte Erkrankungsrate an Schilddrüsenkrebs, was mit dem Konsum an Soja in Verbindung gebracht wird.

Die Kritik am Soja-Anbau

Nicht einmal 0,0005 Prozent Sojabohnen werden in Deutschland angebaut. Die Mehrzahl an Sojabohnen wird in Süd- und Nordamerika sowie in Asien angepflanzt. Die amerikanische Marktforschung schätzt den Verbrauch weltweit auf über 240 Millionen Tonnen mit steigender Tendenz. Für die riesige Nachfrage weltweit wird eine Menge Land benötigt. Nicht umsonst weisen Umweltschützer auf die dafür notwendige Vernichtung großer Regenwaldgebiete hin, wie es in Südamerika der Fall ist. Dass die Sojabohne ein riesiges Geschäft ist, lässt sich mittlerweile nicht mehr leugnen.

Riesige Konzerne (allen voran die häufig in Kritik geratene Firma „Monsanto") kooperieren mit Saatgut-, Chemie- und Gentechnikkonzernen und verdrängen somit massenweise die Kleinbauern. Bei über 70 % hierfür wurde bereits gentechnisch verändertes Saatgut verwendet. Des Weiteren ist Soja eines der Agrarprodukte mit der größten Menge an Pestiziden und Herbiziden und dient auch in großen Mengen als nicht artgerechtes Futter für Masttiere.

Fazit zu Soja

Aufgrund der zahlreichen Inhaltsstoffe (Isoflavone, Goitrogene, Phytate, usw.) und dem hier erwähnten Umweltaspekt sollte man den ganzen Soja-Hype dringend hinterfragen. Soja ist eine sehr beliebte Alternative bei Vegetariern und Veganern geworden und jede Form von Kritik wird daher auch massiv bekämpft. Fakt ist, dass der Ruf der Sojabohne als gesunde Alternative stark geschädigt ist und sich in ein schlechtes Image gewandelt hat – aufgrund zahlreicher Veröffentlichungen, wissenschaftlicher Studien, Bücher und Verdachtsmomente. Man sollte aber nicht vergessen, dass hinter dem Produkt „Soja" ein riesiger Konzern (Monsanto) steht, der mit großem eigennützigen Interesse den Absatz fördern möchte und das um jeden Preis, denn Kapital dafür ist reichlich vorhanden. Richtig ist auch, dass Ärzte und Lebensmittelchemiker immer wieder auf die Schattenseiten der Bohnen hinweisen, die man nicht ignorieren sollte. Des Weiteren fehlen nach wie vor Langzeitstudien, die eine durchweg positive Wirkung von Soja nachweisen können.

Wen das Thema interessiert, empfehle ich das Buch:

"The Whole Soy Story: The Dark Side of Americas Favorite Health Food" von Sally Fallon und Kaayla T. Daniel

Eine Studie gegen den Verzehr von Soja findet sich auf:
www.westonaprice.org/soy-alert

5. Lebensmittelzusatzstoffe u.Ä.

Farbstoffe, Konservierungsstoffe, Künstlicher Süßstoff und Fertiggerichte

Lebensmittelzusatzstoffe sind Verbindungen, die Lebensmittel zur Erzielung chemischer, physikalischer oder auch physiologischer Effekte zugegeben werden [...] um Struktur, Geschmack, Farbe, chemische und mikrobiologische Haltbarkeit verarbeiteter Lebensmittel, also ihren Gebrauchs- und Nährwert zu regulieren bzw. zu stabilisieren.

(Teilzitat: www.wikipedia.de)

Im Gegensatz zu normalen, natürlichen Lebensmitteln wie Tomaten, Brokkoli oder Schinken sind Lebensmittelzusatzstoffe kein Bestandteil eines Gerichtes oder Lebensmittels. Sie dienen dazu, das Nahrungsmittel geschmacklich oder farblich zu verbessern und haltbarer zu machen.

Bunte Brause, braunere Saucen, haltbare Spargelsuppen, luftigere Kuchen, knusprigere Chips, cremigere Quarks mit wenig Fett; Joghurts, in denen jedes Fruchtstückchen stabil an seinem Platz bleibt... Unser Essen soll attraktiver erscheinen und zum Kaufen animieren. Fertiggerichte sind in der Regel billig, geschmacksintensiv, einfach in der Handhabung und man kann sie lange lagern. Fertiggerichte aus dem Discounter sind in der Regel alles andere als gesund. Fertiggerichte, auch Fast Food, enthalten eine Menge an Zutaten, die uns auf Dauer dick und krank machen können. Fertiggerichte sind reich an Industriezucker, Salz, künstlichen Aromastoffen, Konservierungsmitteln, Farbstoffen, Geschmacksverstärkern und einige mehr.

Die Zusatzstoffe in Lebensmitteln sind keine Erfindung des 20./21. Jh. Ihre Geschichte fängt relativ früh an. Sie begann, als die Menschen sesshaft wurden und anfingen, die Lebensmittel zu lagern und haltbarer zu machen. Möglichkeiten dafür gab es damals genug, wie z.B. Räuchern, Pökeln, Einlegen in Essig usw.

Durch die Industrialisierung, durch immer mehr Großstädte und mit der Verbesserung der Transportwege kümmerten sich die Menschen immer mehr um die Entwicklung und Erforschung von Lebensmittelzusatzstoffen, da die Nachfrage zur Verbesserung der Lebensmittel stieg. Zeitversetzt verdrängten die großen Lebensmittelketten die Tante-Emma-Läden, und die Qualität der Lebensmittel wurde durch Quantität (Masse) ersetzt. Diese Entwicklung ging zeitlich mit der verminderten Qualität der Nahrungsmittel einher.

Hier einige Daten zur Geschichte der Zusatzstoffe:

3500 v. Chr.
Salz als Konservierungsmittel

700 v. Chr.
Wein als Konservierungsmittel

1516 n. Chr.
Reinheitsgebot für Bier

1742 n. Chr.
Frankreich erlässt ein Gesetz, nach dem Lebensmittel nur noch mit ungiftigen pflanzlichen Farbstoffen gefärbt werden dürfen

1878 n.Chr.
Fahlberg entdeckt Saccharin (künstlicher Süßstoff)

14 Mai 1879 n.Chr.
Erstes deutsches Nahrungsmittelgesetz

1913 n.Chr.
Citrate als Schmelzsalze für Käse

06 November 1958 n.Chr.
Lebensmittelgesetz der BRD mit Verbot von Fremdstoffen

1965 n.Chr.
Beginn des Enzymzeitalters

1974 n.Chr.
Einführung des „Lebensmittel- und Bedarfsgegenständegesetzes“ und Verwendung des Begriffes „Zusatzstoff“

Schauen wir uns einige genauer an:

Aspartam

Was ist Aspartam?

Aspartam ist ein künstlich (synthetisch) hergestellter Süßstoff. Er ist 200 Mal süßer als herkömmlicher Haushaltszucker. Als Lebensmittelzusatzstoff wird es als E 951 gekennzeichnet. Aspartam findet man mittlerweile fast überall. Aspartam in (Sport-)Getränken, in Milchprodukten, Kaugummis, Süßwaren und in einigen mehr. Wenn auf einer Lebensmittelverpackung „light" oder „zuckerfrei" zu lesen ist, ist die Wahrscheinlichkeit sehr groß, dass Aspartam als Süßstoff, enthalten ist. Auf die chemische Zusammensetzung möchte ich hier nicht detailliert eingehen. Interessant wäre aber zu wissen, dass Aspartam aus drei Chemikalien zusammengesetzt ist:

Asparagin-Säure, Phenylalanin. Methanol…

…die allesamt ein hohes Gesundheitsrisiko bergen. Dies sagt Dr. Russell B. Bhylock, Prof. der Neurochirurgie (Universität von Mississippi), der ein Buch herausgegeben hat, das die Schäden bei der Einnahme von Asparagin-Säure aus Aspartam detailliert beschreibt. Bei der Verstoffwechselung von Aspartam entstehen gefährliche Nervengifte. Die amerikanische Zulassungsbehörde für Lebensmittel und Medikamente hat eine Liste mit Nebenwirkungen von Aspartam veröffentlicht. Hier eine kleine Auswahl der Symptome, die auf eine Aspartamvergiftung zurückzuführen sind:

* Schwindelanfälle * Augenschmerzen * Durchfall * Blähungen * Juckreiz * Starke Unterleibsschmerzen * Zittern * Schwankungen beim Blutzuckerspiegel * Brennen der Augen und des Rachens * Müdigkeit * Kopfschmerzen * Impotenz * Ohrensausen * Menstruationsbeschwerden * Gewichtszunahme

Dennoch wurde Aspartam von eben derselben Behörde als Nahrungsmittelzusatz für den Gebrauch zugelassen. Der Mensch wird hinsichtlich dieser angeblich gesunden Alternative getäuscht, und relevante Informationen werden vorenthalten. Dabei wird ein Zusammenhang zwischen Aspartam und der Entstehung von Krebserkrankungen seit geraumer Zeit heftig diskutiert. Eine im Jahr 2005 veröffentlichte Studie des Europäischen Ramazzini-Instituts legt einen solchen Zusammenhangsverdacht nahe. Die Europäische Behörde für Lebensmittelsicherheit überprüfte vor diesem Hintergrund erneut alle bis dahin vorliegenden Daten und Informationen zu Aspartam. Jedoch wird Aspartam auf dieser Grundlage weiterhin als unbedenklich eingestuft.

Aufgrund von heftigen Diskussionen um Aspartam und seine Rolle als potenzieller Krankheitsauslöser für alle möglichen Krankheiten werden diverse Nahrungsergänzungsmittel immer häufiger mit dem Prädikat "aspartamfrei" beworben.

Glutamat

Glutamat ist die umgangssprachliche Kurzbezeichnung für Mononatriumglutamat, das in Deutschland auch als Lebensmittelzusatzstoff E621 bezeichnet wird. Glutamat steckt in asiatischem Essen, in Fertiggerichten, Chips oder Würzsoßen. Kritiker vermuten sogar, dass der Stoff Nervenkrankheiten wie Alzheimer und Parkinson fördert.

Von der Lebensmittelindustrie zugesetzte Geschmacksverstärker in Lebensmittel sind keine Gewürze, sondern chemische Substanzen, die unabhängig vom Aroma eines Nahrungsmittels ein künstliches Hungergefühl im Gehirn simulieren. Glutamat hat die Aufgabe, geschmacklich ungenießbare Produkte aufzuwerten. Glutamat ist eine suchterzeugende Aminosäureverbindung, die über die Schleimhäute ins Blut geht und von dort direkt in unser Gehirn gelangt, weil die recht kleinen Moleküle des Glutamats unsere schützende Blut-Hirnschranke z.T. problemlos überwinden.

Trotz zahlreicher Untersuchungen ist Glutamat noch immer ein äußerst umstrittener Geschmacksverstärker. Dennoch steht Glutamat unter Verdacht, für Übergewicht, Schwindel, Migräne, Parkinson und Alzheimer mitverantwortlich zu sein. Zudem kann es bei einigen Menschen zu einer Überempfindlichkeit gegen Glutamat kommen, bekannt unter dem Begriff: China-Restaurant-Syndrom.

In Tierversuchen wurden jedoch Übergewicht, Störungen des Wachstums und Einflüsse auf das Gehirn festgestellt.

Zu den Unverträglichkeitsreaktionen zählen auch Hautrötungen, Schwindel oder Zittern, Übelkeit, Kopf- oder Muskelschmerzen.

Farbstoffe

Lebensmittelfarbstoffe sind natürliche oder synthetische Farbstoffe, die laut Lebensmittelgesetz zum Färben von Nahrungs- und Genussmitteln zugelassen sind. Unansehnliche Waren erhalten durch Lebensmittelfarben ein farbiges und appetitanregendes Aussehen, was den Verkaufsabsatz fördern soll. Bedenklich dabei ist, dass der Eindruck guter Qualität vermittelt wird, auch wenn das häufig nicht der Fall ist. Es gibt ca. 40 zugelassene Lebensmittelfarbstoffe, mit denen Lebensmittel gefärbt werden dürfen.

In letzter Zeit werden speziell die Farbstoffe in Lebensmitteln noch einmal gründlich unter die Lupe genommen. Dabei haben sich einige Farbstoffe als so schädlich erwiesen, dass Lebensmittelhersteller inzwischen Warnhinweise auf den Verpackungen der Süßwaren anbringen müssen, wenn der Farbstoff „Azofarbstoffe" enthalten ist. Azofarbstoffe stehen in dringendem Verdacht, nachhaltige Schädigungen bei Kindern zu verursachen. Somit müssen Nahrungsmittel mit Azofarbstoffen ab sofort gekennzeichnet sein.

Künstliche Farbstoffe verändern Verhalten und Lernleistung und werden vor allem von Kindern in hohen Mengen in Form von bunten Süßigkeiten gegessen. Damals, bei der Zulassung der Chemikalien, gingen die Wissenschaftler von einer Tagesdosis von 25 mg aus. Heute schlucken laut einer EU-Studie Kleinkinder bis zu 560 mg davon in ihren Süßigkeiten . Viele dieser Farbstoffe können schwerwiegende Auswirkungen auf den sich entwickelnden Organismus haben, gerade bei Kindern und Jugendlichen. So bremse beispielsweise das E127 einer Studie zufolge die Aufnahme aller getesteten Neurotransmitter (Substanzen, die im Nervensystem die Erregung weiterleiten). Laut einer britischen Studie mit über 400 Kindern steht das E102 in Verdacht, bei Kindern ADHS zu auszulösen.

Eine Befragung hyperaktiver Kinder an der Universität in der britischen Grafschaft Surrey ergab, dass 60 % aller „Zappelphilippe“ dann von Verhaltensproblemen berichteten, wenn sie synthetische Lebensmittelfarben zu sich nahmen. Die ersten und die meisten Reaktionen zeigten sich nach dem Verzehr der Farbstoffe E102 (Tartrazin) und E110 (Gelborange). Namentlich Tartrazin hatte erhöhte Hyperaktivität und Aggressivität zur Folge. Demnach sollten Eltern, die bei ihren Kindern erste Anzeichen von Hyperaktivität erkennen, auf künstliche Farbstoffe (auch Konservierungsstoffe, Glutamat, Süßstoffe) in den Lebensmitteln gänzlich verzichten.

Konservierungsstoffe

Konservierungsstoffe dienen der Haltbarkeit von Lebensmitteln, indem sie den durch Bakterien, Hefe- und Schimmelpilze verursachten Verderb so lange wie möglich hinauszögern. Auf der anderen Seite ermöglichen sie abseits von ökologischen Aspekten lange Transportwege und Lagerzeiten. Eine Angabe von Konservierungsmitteln ist nicht immer Pflicht, z.B. wenn sie mit Zutaten in das Nahrungsmittel gelangen. Konservierungsstoffe sind in Fischprodukten, Brot, Fertigkuchen, Fruchtsäften, Limonaden, Fruchtzubereitungen bei Joghurt, Fertigsoßen, Trockenfrüchten, Wurst und in einigem mehr enthalten.

Für Lebensmittel zugelassen sind in der EU eine ganze Reihe an Konservierungsstoffen, die meist mit dem Buchstaben „E" und einer Zahl gekennzeichnet sind. Hin und wieder findet man auch ihre konkrete Bezeichnung, z.B. Sorbinsäure.

Viele Konservierungsstoffe werden vom Gesetzgeber als unbedenklich für die Gesundheit angegeben. Allerdings gibt es Zusatzstoffe in Lebensmitteln, die Allergien auslösen können oder in Verdacht stehen, Krebs oder andere Krankheiten zu begünstigen. Daher wurden für einige Substanzen, wie z.B. für den Süßstoff Aspartam, gesundheitlich unbedenkliche Höchstmengen festgelegt.

Fertiggerichte usw.

"Kaufen Sie nichts, wofür Werbung gemacht wird."

Zitat: Dr. Max Otto Bruker (Deutscher Sachbuchautor, Arzt und Politiker. Er war ein Verfechter der Vollwerternährung)

Wenn man in der Schlange im Supermarkt steht und in den Einkaufwagen des Nachbarn schaut, besteht der Einkauf in der Regel aus über der Hälfte aus Fertignahrung/-gerichten. Von Fruchtzwergen bis hin zur Fertigpizza, es gibt nichts, was es nicht gibt. Fertiggerichte haben den Vorteil, dass sie einfach in der Handhabung und kostengünstig zu erwerben sind. Sie haben eine lange Haltbarkeit und bedingt durch die zahlreichen Zusatzstoffe schmecken sie auch gut, inklusive Suchtfaktor.

Dennoch, Fertiggerichte haben den Nachteil, dass sie aus vielen Einzelzutaten bestehen – mit fragwürdigen Auswirkungen auf die Gesundheit.

Fertiggerichte enthalten viel Fett, viel Zucker, Süßstoffe, Farbstoffe, Geschmacksverstärker, Konservierungsstoffe, Aromen, phosphathaltige Säuerungsmittel, viel Salz, wenig Vitalstoffe (Vitamine usw.) und bestehen häufig aus minderwertigen Rohstoffen.

Gehen wir die einzelnen Punkte durch. Fett, Zucker, Süßstoff, Farbstoffe, Geschmacksverstärker und Konservierungsstoffe haben wir bereits besprochen. Kommen wir zu…

Aromen

Aromen helfen der Lebensmittelindustrie, teure Zutaten wie Früchte oder andere Zutaten einzusparen. Es gibt viele verschiedene chemische Aromen, z.B.: Fleischsaftaroma, Käsearoma, Apfelaroma und einige mehr. Hergestellt werden sie überwiegend von Mikroorganismen. Manche davon sind gentechnisch manipuliert, was selten auf einer Lebensmittelverpackung steht.

Phosphathaltige Säuerungsmittel

Phosphorsäure ist unter Vorbehalt bestimmter Höchstmengen für einige Lebensmittel zugelassen, unter anderem für: Erfrischungsgetränke, insbesondere Cola-Getränke, Sportlergetränke, Schlagsahne und Sahneerzeugnisse, Milchgetränke.

Durch große Mengen Phosphat wurde ein Abfall des Kalziumspiegels und ein Anstieg des Parathormonspiegels im Blut beobachtet. Daher steht Phosphorsäure in Verdacht, das Kalzium-Phosphat-Gleichgewicht im Körper zu stören. Um Phosphorsäure zu neutralisieren, wird Kalzium benötigt. Kalzium wird hierfür vornehmlich aus den Knochen entnommen. Des Weiteren steht die Säure in Verdacht, bei Kindern ADHS auszulösen.

Salz und Jod

Viele Fertiggerichte besitzen einen großen Anteil an raffiniertem Salz. Bluthochdruck und Nierenprobleme werden durch Kochsalz zusätzlich gefördert. Hinzu kommt das jodierte Salz, da wir in einem (angeblichen) Jodmangelgebiet leben.

Kaum Vitalstoffe

Minderwertige Rohstoffe sind in der Regel nicht mehr frisch. Das bedeutet, dass Fertiggerichte aus der Tüte bzw. Dose mit einem sehr hohen Verlust an Vitalstoffen (Vitaminen, Mineralien usw.) einhergehen.

Minderwertige Rohstoffe

Qualitative Rohstoffe sind in Fertiggerichten eher eine Seltenheit. Denn es steht eine reichhaltige Auswahl an Lebensmittelchemikalien zur Verfügung. Mit ihnen lässt sich alles wie aus einem Bilderbuch zaubern: Aussehen, Konsistenz, und Geschmack. Also können unabhängig von der Qualität des Produktes getrost die billigsten Zutaten verwendet werden.

Die Auflistung der Zutaten waren nur eine grobe Auswahl. Da gäbe es noch: **Verdickungsmittel, Emulgatoren, Farbstabilisatoren, Füllstoffe, Schälmittel, Backtriebmittel, Mehlbehandlungsmittel, Schmelzsalze, Lebensmittelschmierstoffe, Trennmittel** und einige mehr.

Ergänzendes Problem

Von einigen Lebensmittelzusätzen kennt man die gesundheitlichen Risiken, andere stehen in Verdacht und bei anderen wiederum weiß man gar nichts. Hinzu kommt, dass ungewiss ist, was passiert, wenn verschiedene chemische (oder natürliche) Zutaten aufeinandertreffen. Welche neuen

Verbindungen gehen sie ein und was ist, wenn Hitze (Backofen, Mikrowelle) hinzukommt? Hier können komplett neue Stoffe entstehen inklusive fragwürder Abbauprodukte. Ihre möglichen Auswirkungen auf den menschlichen Körper wären hierbei weitgehend unbekannt. Hinzu kommt, dass viele Verpackungen in ihrer chemischen Zusammensetzung ebenso fragwürdig sind, weil gerade diese mit den Lebensmitteln ständig in Berührung kommen. Fakt ist, dass die gesundheitlichen Auswirkungen bis dato gar nicht erforscht sind, weil hierzu Langzeitergebnisse fehlen.

Fazit:

Ich mache es kurz. Der Mensch ist für die (modernen) Nahrungsmittel mit ihren zahlreichen Zusatzstoffen nicht geschaffen. Fertignahrung inklusive Fast Food mindern die persönliche körperliche und geistige Leistung und machen auf Dauer krank. Fertignahrung ist mitunter verantwortlich für zahlreiche Zivilisationskrankheiten, auch wenn es keiner richtig zugeben mag. Fertiggerichte bzw. Fertigmixe verschleiern häufig schlechte Qualität. Achten Sie daher immer auf Qualität, kaufen Sie wenn möglich beim Erzeuger und konzentrieren Sie sich immer auf frische Lebensmittel.

Nochmals, bei der Paleo-Diät bzw. Steinzeiternährung gelten ein paar ganz einfache Grundsätze. Man kann diese Umstellungen Stück für Stück vornehmen oder, wer möchte, von heute auf morgen alles gleich umsetzen. Diese Entscheidung überlasse ich Ihnen. Und selbst, wenn Sie einmal eine Regel nicht komplett akribisch befolgen, können Sie trotzdem Erfolg haben. Diese Ernährung funktioniert nämlich nicht nach dem Prinzip "Alles oder nichts", und nichts sollte in Stein gemeißelt sein. Es sollte immer ein Spielraum für die eigenen Bedürfnisse vorhanden sein.

Nahrungsergänzungsmittel

Nahrungsergänzungsmittel sind Produkte zur erhöhten Versorgung des menschlichen Stoffwechsels mit bestimmten und unterschiedlichen Nährstoffen bzw. bestimmten Wirkstoffen. Nahrungsergänzungsmittel liegen innerhalb einer Grauzone zwischen Arzneimitteln und Lebensmitteln. Alleine die vielfältige Auswahl in Drogerien und in Supermärkten zeigt, hier handelt es sich um einen riesigen (Absatz-)Markt. Über 900 Millionen Euro geben die Deutschen jedes Jahr für Vitamintabletten und dergleichen aus. Vor allem im Herbst bzw. im Winter steigt der Absatz der sogenannten Wunderpillen. Stellt sich die Frage: **„Wie sinnvoll sind Nahrungsergänzungsmittel wirklich?“**

Ein Argument der Hersteller von Pillen usw. ist, dass unsere Böden arm an Nährstoffen seien und wir trotz Gemüse und Obst alle an einer Unterversorgung litten. Tatsächlich ist das Gegenteil der Fall. Laut der Deutschen Gesellschaft für Ernährung finden sich sowohl in pflanzlichen wie auch in tierischen Lebensmitteln heute im Vergleich zu früher eher höhere Nährstoffgehalte. Vorausgesetzt, es handelt sich hierbei um regionale Lebensmittel. Des Weiteren sind viele angebotene Produkte oft zu hoch dosiert und in ihrer

Zusammensetzung nicht sinnvoll. Die Vitamine usw. kommen in Tabletten (oder Pulver) isoliert vor und besitzen in der Regel nicht die gleiche Wirkung wie eine Orange, die mit ihrer kompletten Zusammensetzung im Verbund im Körper wirkt. Bei übertriebener Einnahme, sprich Überdosierung, besteht sogar die Gefahr gesundheitlicher Probleme. Gesetzliche Grenzwerte für die einzelne Dosierung gibt es nicht, lediglich die empfohlene Menge, die außen auf der Verpackung steht. Da Vitaminpräparate als Nahrungsergänzungsmittel frei verkauft werden dürfen, unterliegen sie nur den Bestimmungen des Lebensmittelrechts. Anders als für Medikamente, muss hierbei weder eine Wirksamkeits- noch eine Unbedenklichkeitsprüfung durchgeführt werden.

Fakt ist, dass die heutige Wissenschaft es noch nicht geschafft hat, sämtliche Nährstoffe von Mutter Erde zu kopieren. Nichts kann natürliches Gemüse, Obst, Fleisch und Fisch ersetzen, daher vertrete ich die Meinung, dass man kein Geld für künstliche Präparate ausgeben sollte. Das Geld, das Sie hierbei sparen, sollten Sie lieber für natürliche (regionale) (Bio-)Lebensmittel mit hoher Qualität ausgeben.

Zur Ergänzung:

Einige Paleo-Anhänger empfehlen Omega-3-Fischöl-Kapseln als tägliche Einnahme zu den normalen Mahlzeiten.

Die Regeln der Mahlzeiten und das Fasten

Das Frühstück ist die wichtigste Mahlzeit am Tag…

Du sollst mindestens drei Mahlzeiten zu dir nehmen…

Iss morgens wie ein Kaiser, mittags wie ein König und abends wie ein Bettler…

Wer kennt sie nicht, die Essensregel von Mutti, Oma oder vom Ernährungsberater. Über die Hälfte der Bevölkerung geht mindestens ein Mal die Woche ohne Frühstück aus dem Haus. Die Gründe hierbei können vielfältig sein. Keine Zeit, keine besondere Auswahl, soziale Armut oder einfach nur keinen Appetit. Und genau das, kein Appetit, ist nichts anderes als ein evolutionäres Programm, das wir unbewusst abspulen. Unsere Vorfahren (Jäger und Sammler) konnten beim Jagen nicht immer eine reiche Beute verzeichnen und daher fielen die Mahlzeiten unterschiedlich üppig aus. Manchmal gab es viel und reichlich und dann wieder sehr wenig zu essen. Manchmal gab es auch gar nichts (siehe Kapitel „Hunger auch mal zulassen“).

Unser Stoffwechsel ist seit Jahrtausenden auf dieses Auf und Ab eingestellt. Klammern Sie sich daher nicht an feste Essensregeln, wenn Sie im Inneren merken, dass Sie ganz anders ticken. Also, Sie kriegen morgens nichts runter? Ist komplett in Ordnung. Sie haben gegen 16.00 Uhr (in Deutschland „Kaffee und Kuchenzeit“) plötzlich Appetit auf Fisch und Salat? Auch das ist komplett in Ordnung.

Ausnahmen bestätigen immer die Regel. Hören Sie auf Ihren Körper und entwickeln Sie Ihren eigenen Biorhythmus bzw. Ihr eigenes Körpergefühl.

Und: Wer kennt das nicht? Nach einer üppigen (Mittags-)Mahlzeit fühlt man sich schlapp und müde und das Wiederaufnehmen der Arbeit mit vollem Magen fällt einem unheimlich schwer. Unsere Vorfahren hatten hierbei jedoch einen ganz anderen Rhythmus bzw. eine ganz andere Reihenfolge. Denn die Beute des Tages wurde eher abends, nach der anstrengenden, körperlichen Tätigkeit, gemeinsam verzehrt. Das wäre mitunter eine Erklärung, warum es vielen eher leichter fällt, morgens ohne Frühstück aus dem Haus zu gehen, als dafür das Abendessen komplett wegzulassen.

Hunger auch mal zulassen

Hunger ist ein Körpergefühl, das wir ab und zu einmal zulassen sollten. Hunger macht wach und stimuliert komplexe Stoffwechselprozesse. Um die natürlichen Nahrungsinstinkte wiederzuentdecken, ist es wichtig, den Hunger als ein normales bzw. als ein neues wiederentdecktes Körpergefühl zuzulassen. Hunger innerlich zu genießen kann eine tiefe Befreiung von beengenden, gesellschaftlichen Konditionierungen darstellen. Wissenschaftler gehen davon aus, dass die Jäger und Sammler rund ein Drittel ihres Lebens hungrig verbracht haben. Das bedeutet, dass unser Stoffwechsel so angelegt ist, dass wir hin und wieder fasten sollten.

(Kurz-)Fasten

Wer öfter eine Mahlzeit ausfallen lässt, lebt einer US-Studie zufolge länger und kann sich somit vor Stress und Krankheiten wie z.B. Diabetes schützen. Kurzes Fasten stimuliert die Reparaturmechanismen im Körper und verlangsamt den Alterungsprozess. Des Weiteren geht Fasten mit der Senkung von Blutzucker, Insulin sowie des Blutdrucks und der Blutfette einher. Fasten reduziert auch die Stresshormone Adrenalin und Kortisol, wenn das Ganze innerhalb eines gesunden Rahmens stattfindet.

Daher lassen Sie ab und zu in der Woche (spontan) eine ganze Mahlzeit weg oder essen einen ganzen Tag gar nichts. Man beachte, wir reden hier vom Kurz-Fasten bzw. vom Weglassen einer Mahlzeit bzw. vom Fasten, das auf einen Tag begrenzt ist. Längeres Fasten, was häufig in der Naturheilkunde Anwendung findet, sollte man immer in Betreuung eines Arztes oder eines Heilpraktikers durchführen.

In Gesellschaft essen

Wir Menschen sind soziale Wesen, daher neigen wir dazu, gewisse soziale Verpflichtungen einzugehen, denen wir in der Regel auch gerne nachkommen. Wir gründen eine Familie, wir treten einem Verein bei oder wir treffen uns am Wochenende mit Freunden für gemeinsame Aktivitäten. Bei unseren Vorfahren war es gang und gäbe, innerhalb der Gemeinschaft das Essen einzunehmen. Dieses wichtige Ritual stärkte die eigene Identität und verschaffte so ein Zusammengehörigkeitsgefühl innerhalb der Gruppe. Es wurde geredet, es wurde gelacht und es wurde geteilt. Dieses Verlangen steckt nach wie vor in uns. Doch leider sieht die Realität heutzutage ganz anderes aus. Die gemeinsame Mahlzeit verschwindet aus dem Alltag und damit auch das, was Menschen eigentlich zusammenbringt.

Das Verdrängen der gemeinsamen Mahlzeit war ein schleichender Prozess und begann bereits vor über 100 Jahren. Zu Beginn des 19. Jh. aß die Mehrheit der Deutschen noch drei bis vier Mal täglich. Das Essen wurden im Hof mit dem Gesinde oder innerhalb der Familie eingenommen. Auch die Bauern auf dem Feld aßen zusammen in der Mittagspause das angerichtete Mahl. Mit der Industriearbeit veränderte sich auch das gemeinsame Essen. Es gab plötzlich Arbeitszeiten und vorgegebene Pausen. Diese Veränderung gab dem Essen die flexible Dynamik und wurde so zur einer zeitlichen Vorgabe. Später kamen die Imbissbuden hinzu und verführten den Menschen, mal schnell und zwischendurch eine Currywurst zu essen. Die Fastfood-Restaurants, die in den 70er Jahren des letzten Jh. langsam aber schleichend hinzukamen, taten dazu ihr Übriges.

Ein weiteres Problem ist, dass Kinder in unserer heutigen Zeit immer seltener mit ihrer Familie zu Mittag essen, da viele Mütter mit berufstätig sind. Feste Essenszeiten, ein gedeckter Tisch und das gemeinsame Essen fallen in vielen Familien häufig weg. Nicht selten sitzen dann Kinder allein vor ihrem Essen, während der Fernseher läuft. Als Alternative gehen dann viele Schüler mit ihren Freunden zum nächsten McDonald's und geben ihr Taschengeld für Hamburger, Pommes und Cola aus.

In dieser Hinsicht sollten wir innehalten und versuchen, das Gemeinsame Speisen wieder neu zu entdecken. Eine gemeinsame Mahlzeit verhilft Familien oder Gruppen zu ihrem gemeinsamen Zusammenhalt. Vor allem die soziale Interaktion, die vor, während und nach der Mahlzeit stattfindet, sprich die Zubereitung, evtl. das Tischgebet, die Tischgespräche und das gemeinsame Aufräumen stärken die Gruppe und festigt so wichtige soziale Strukturen.

Die Paleo-Ernährung in der Praxis

Wie integriere ich die Paleo-Ernährung in mein Leben? Muss ich wirklich auf meinen Milchkaffee verzichten? Und was ist mit Schokolade? Wie fange ich am besten an?

Diese Fragen werden wir jetzt in den nächsten beiden Kapiteln beantworten.

Wir Menschen sind Gewohnheitstiere, und Veränderungen lassen wir nicht immer bereitwillig zu. Veränderungen im Leben gehen oft mit der eigenen, persönlichen Motivation einher, denn ohne Motivation keine Veränderung. Und gerade dann stellt sich die Frage, ob die Motivation von außen oder von innen kommt. Dafür gibt es sogar zwei spezielle Fachbegriffe: „Intrinsische Motivation“ und „extrinsische Motivation“. Die extrinsische Motivation kommt immer von außen. Da wäre der Chef, der einen motiviert, für einen fetten Gehaltsbonus mehr zu arbeiten oder der Trainer, der einen motiviert, alles zu geben. Man handelt danach, weil man es für richtig hält und auf ein Ziel oder eine Belohung hinarbeitet. Die intrinsische Motivation kommt von innen: Jemand tut etwas, weil er selbst es tun will und er sich mit der daraus entspringenden aktuellen Handlung absolut identifiziert, sie braucht. Beide Arten von Motivation sind absolut in Ordnung und keine ist besser als die andere, aber: Während die Motivation von außen mit der Zeit verblasst, ist die Motivation von innen nach wie vor präsent.

Sie haben das Buch gekauft und das von Ihrem hart verdienten Geld, Sie opfern Ihre persönliche Lebenszeit, um das Buch zu lesen, daher gehe ich stark davon aus, dass Sie innerlich motiviert sind, Veränderungen in Ihrem Leben zuzulassen. Diese Einstellung ist mitunter die beste Voraussetzung, den Inhalt dieses Buches schrittweise umzusetzen.

Wenden wir uns einem Beispiel zu:

Es soll Menschen geben, die mit dem Rauchen aufhören möchten. Da unterscheide ich grob vier Typen:

Typ 1 möchte mit dem Rauchen aufhören, kommt jedoch über den bloßen Gedanken nicht hinaus. Für ihn verändert sich nichts, er bleibt Raucher mit einem unerfüllten Wunsch.

Typ 2 kommt ins Handeln, möchte aber nicht gänzlich auf die Zigaretten verzichten. Daher raucht er jetzt, statt eine ganze Schachtel, nur zehn Zigaretten am Tag.

Typ 3 möchte komplett mit dem Rauchen aufhören und reduziert jeden Tag die Menge an Zigaretten, bis sie bei null angekommen ist.

Typ 4 wählt eine ganz andere Taktik. Er wirft sämtliche Zigaretten weg und hört von heute auf morgen mit dem Rauchen komplett auf.

Das oben Erwähnte soll als Metapher dienen, wie Sie persönlich den Paleo Lifestyle in Ihr Leben integrieren können. Überspringen wir **Typ 1** und kommen gleich zu **Typ 2**. Eine Möglichkeit wäre, dass Sie für sich das herauspicken, was für Sie wichtig bzw. was für Sie zum jetzigem Zeitpunkt umsetzbar ist. Beispiel: Auf Getreide und Milch wollen Sie nicht gänzlich verzichten? Dann reduzieren Sie deren Anteil bei Ihren täglichen Nahrungsaufnahmen oder nutzen die in den Kapiteln erwähnten Alternativen.

Typ 3. Sie ändern schrittweise Ihr Essverhalten und reduzieren in Abständen Getreide, Milchprodukte, Zucker und Fertignahrung aus Ihrem Leben, oder Sie sind Typ 4 und fokussieren sich ab sofort auf folgende Lebensmittel: **Gemüse, mageres Fleisch, Fisch, Eier, Obst, Kräuter und Wasser** – und das ohne Wenn und Aber. Ich möchte Ihnen nicht vorschreiben, wie Sie handeln sollen, ich denke, da kennen Sie sich selbst am besten. Inwieweit Sie den Paleo Lifestyle in Ihr Leben integrieren möchten, ist ihre persönliche Sache und soll von niemandem in Frage gestellt werden. Aber eines kann ich Ihnen versprechen: Die Erfahrung, die Sie machen werden, wird Ihr Leben zum Positiven verändern. Sie müssen sich nur entscheiden und damit anfangen, denn dann kommt die Motivation von ganz allein.

Wer ist frei von Sünden?

„Aber was ist, wenn ich doch plötzlich Heißhunger auf Schokolade bekomme oder auf ein Stück Kuchen?

Hier gibt es Folgendes zu sagen. Sobald man seine Lebensmittel nach Paleo ausgerichtet hat, verschwindet mit der Zeit das heiße verlangen nach Zucker- oder Getreideprodukten. Viele, die nach einer gewissen Zeit wieder Getreideprodukte oder Zucker gegessen haben, merkten daraufhin, dass ihr Körper sich negativ in Form von Magenschmerzen, Übelkeit, Blähungen usw. geäußert hat.

Es gibt für den Heißhunger dennoch zwei kleine Taktiken, die sich in der Praxis bewährt haben. Natürlich steht es Ihnen frei, auch eigene Taktiken gegen Heißhunger zu entwickeln.

Taktik 1

Geben Sie dem Verlangen tagsüber nach und das mit einer kleinen Portion. Beispiel: Ist Ihre Schwäche Schokolade, dann essen sie im Laufe des Tages (wenn es Sie überkommt) ein kleines Stück, um den Heißhunger zu stillen. Hier wäre es ratsam, auf gute Qualität zu achten. In diesem Beispiel wäre es angebracht, eine gute (Bio-)Schokolade mit erlesenen Zutaten zu kaufen.

Taktik 2

Suchen Sie sich in der Woche einen Tag heraus und veranstalten Sie eine – man möge mir diesen Ausdruck verzeihen – Fressorgie. Beispiel: Sie Reservieren für sich den Samstag, um an diesem Tag alles zu essen, worauf Sie Appetit haben. Es spielt dabei keine Rolle, was und in welcher Menge sie essen. Keine Kompromisse, keine Regeln. Am nächsten Tag gehen Sie dann wieder auf Paleo über.

Für welche Taktik Sie sich entscheiden, überlasse ich Ihnen.

Ein Resümee auf den Punkt gebracht

Bevor wir zur nächsten Säule (Fitness) übergehen, fassen wir das Ganze noch einmal kurz zusammen. Die Ernährung nach dem Paleo Lifestyle beschreibt eine simple und sehr einfache, seit hunderttausenden von Jahren bewährte Form, auf die der Mensch genetisch ausgelegt ist. Sei es zur Gewichtreduktion, zur Gesunderhaltung des eigenen Körpers oder zur Leistungssteigerung für Beruf, Sport oder den ganz normalen Alltag. Natürliche Lebensmittel sind die Grundvoraussetzung für eine optimale, also für den Menschen artgerechte Ernährung, um dauerhaft gesund zu bleiben.

Wie bereits mehrfach erwähnt, spielt hier die Ernährung eine tragende Rolle. Achten Sie immer auf gute Qualität und essen Sie, so oft wie es Ihnen möglich ist, innerhalb einer Gruppe (Familie, Freunden usw.). Mit welchen (Lebensmittel-)Bausteinen Sie Ihre Paleo-Ernährung gestalten, ist Ihnen überlassen. Sollten Sie Heißhunger verspüren, wenden Sie erprobte Taktiken an, um Ihre Gelüste in den Griff zu bekommen.

PALEO Lifestyle Teil II

FITNESS

Einleitung & Bewegung ist alles

“Wer rastet, der rostet.” Dieser Spruch mag zwar „ausgelutscht“ sein, sagt aber alles darüber aus, was „Bewegung“ in Verbindung mit „Gesundheit“ ausmacht. Wir Menschen besitzen einen natürlichen Bewegungsdrang, der gelebt sein möchte. Kinder werden zappelig, wenn sie zu lange sitzen müssen, sei es in der Schule oder am Essenstisch. Erwachsene werden unruhig, wenn sie über Stunden im Auto verbringen müssen. Ohne Bewegung ist alles nichts. Ein Beispiel:

Jedes 5. Kind ist zu dick

Fakt ist, das mittlerweile jedes fünfte Kind zu dick ist. Neben dem Bewegungsmangel ist die falsche Ernährung einer der Hauptgründe, warum Kinder in unserer heutigen Zeit zu dick sind.

Hier weitere Ursachen für Übergewicht bei Kindern:

TV und PC

Fernsehen zieht Kinder magisch an, Jugendliche finden dagegen Computer, diverse Spielkonsolen und das Internet recht anziehend. Die Gemeinsamkeit bei beiden ist, dass Kinder und Jugendliche sich vor dem Bildschirm so gut wie nicht bewegen. Viele Experten sind sich einig, dass die neuen Medien für das steigende Gewicht der Kinder und Jugendlichen mitverantwortlich sind. Im Durchschnitt verbringen Jungen zwischen 11 und 17 Jahren fast vier Stunden und gleichaltrige Mädchen ca. drei Stunden ihres Tages mit Fernsehen, Video, PC, Internet und Spielkonsole. Daraus resultiert, dass Kinder und Jugendliche, die mehr als vier bis fünf Stunden vor dem Bildschirm verbringen, sich weniger körperlich betätigen und somit dicker sind. Genauer: Bei einem aktuellen Fernsehkonsum von drei Stunden und mehr wird sich die Zahl der dicken Kinder/Jugendlichen in absehbarer Zeit verdoppeln.

Die Deutsche Gesellschaft für Sozialpädiatrie und Jugendmedizin empfiehlt daher, Kinder unter drei Jahren generell nicht fernsehen zu lassen. Bei Kindern zwischen drei und sechs Jahren sollte die Fernsehzeit höchstens zwei Mal 30 Minuten täglich betragen. Im Grundschulalter 60 bis maximal 90 Minuten. In den ersten zehn Jahren sollte ein Fernseher im eigenen Kinderzimmer tabu sein.

Mangelnde Bewegung und mangelnder Sport

Bei der Entwicklung des Übergewichts bei Kindern spielt mangelnde Bewegung die zentrale Rolle: Wer sich kaum bewegt, verbraucht auch kaum Energie, sprich Kalorien. Dabei ist Bewegung das effektivste Mittel, um schlank zu bleiben, und Kinder toben von Natur aus gerne im Freien herum (natürlicher Bewegungsdrang).

Dennoch leben immer mehr Kinder und Jugendliche in einer sogenannten **"Sitzwelt"**. Gründe für die Bewegungslosigkeit sind Schulsport, der in Schulen ständig ausfällt,

Nachbarn, denen spielende Kinder zu laut sind, ein Zuviel an Fernsehen (PC usw. siehe oben) sowie Eltern, die es versäumen, darauf zu achten, dass ihre Sprösslinge das richtige Maß an Bewegung bekommen (**fehlende Vorbildfunktion**).

Eltern sollten den natürlichen Bewegungsdrang ihrer Kinder fördern und selbst die Chance zur Fitness nutzen (Vorbildfunktion), denn Übergewicht und mangelnde körperliche Betätigung müssen nicht sein. Hier kann man mit Aktivitäten gegensteuern.

Man kann das oben Gesagte auch auf die Welt der Erwachsenen übertragen. Denn Autoritätspersonen, Lehrer und auch hier wieder die Eltern usw. fungieren nicht selten als Vorbilder (nicht nur für Kinder, sondern auch für ihre eigene Altersgruppe).

Wir leben in einer „Box"

Unser ganzes Leben verbringen wir in einer Box und es fällt uns nicht einmal auf...

… Wir wachen morgens auf… in einer Box. Schlendern ins Bad und gehen unter die Dusch(e)… in einer Box. Wir frühstücken in der Küche… in einer Box, um anschließend gestärkt und in voller Montur ins Auto zu steigen... in eine Box. In dieser Box fahren wir ins Büro… und verbringen dort vier Stunden damit, in eine andere Box zu glotzen... Das Ganze bis zur Mittagspause, um dann mit Kollegen in der Kantine unser Mittagsessen einzunehmen… wieder in einer Box.

Nach weiteren vier Stunden (also, in der Box) verlassen wir unsere Arbeitsstätte und machen vorher noch einen kleinen Umweg ins Fitnessstudio… in einer Box. Wir absolvieren mit 20 Mann (und Frauen) in einer Box unser Aerobic-Training, um anschließend für 15 Minuten unter dem Solarium unsere Bräune aufzufrischen… in einer Box (die in letzterem Falle bezeichnenderweise ziemlich genau auf unsere Körpermaße beschränkt ist). Danach geht's völlig kaputt nach Hause, um dann vor der Glotze (ja, einer Box!), seine Pizza zu futtern... aus der Schachtel bzw. Box. Wir gehen schlafen, wir wachen morgens auf… **in einer Box!**

... Kein Wunder, dass diesem Phänomen 1987 sogar ein Top-10-Song gewidmet wurde („Living In A Box"). Wer angesichts dessen immer noch glaubt, bei dem Ausdruck „box as box can" handele es sich um eine Sportart, wird sich wohl oder übel mit der Vorstellung anfreunden müssen, einem Irrtum erlegen zu sein. Was lernen wir daraus? Ganz einfach:

Ohne Bewegung sind wir nichts!

Sport, Fitness, Bewegung – man kann es nennen, wie man möchte, jede Art von körperlicher Ertüchtigung hält den Körper am Leben. Hier die wichtigsten Vorteile, die sportwissenschaftlich belegt sind:

- Stärkung von Körper, Geist und Seele
- Verringerung psychischer Leiden
- Vorbeugung gegen Herz-Kreislauf-Krankheiten
- Verlangsamung des Alterungsprozesses
- Optimierung des Stoffwechsels
- Regulation des Körpergewichts
- Vorbeugung gegen Krebs

Ausschüttung von Glückshormonen und Depressionen

Glückshormone sind Hormone, die einen rauschähnlichen Zustand im Körper bewirken. Diese werden und können vom Körper selbst hergestellt werden, sobald man körperlich aktiv wird. Beispiel „Depressionen“: Sport kann Depressionen nicht komplett heilen, aber stark positiv beeinflussen. "Die Vorteile körperlicher Aktivität sind zahlreich und reichen von einem reduzierten Risiko für bestimmte Krankheiten und Gesundheitszuständen bis zu einer Verbesserung der psychischen Gesundheit."

Mentales Wohlbefinden durch Bewegung

Viele Studien belegen, dass körperliche Bewegung das Risiko klinischer Depressionen rapide reduziert und ebenso effektiv sein kann wie Psychotherapie, wenn nicht sogar effektiver. Des Weiteren wurde in zahlreichen Studien belegt, dass die Auswirkung von körperlichen Aktivitäten das subjektive Wohlbefinden, die Stimmung, die Emotionen sowie die Selbstwahrnehmung und auch das eigene Körperbild um ein Vielfaches verbessert.

Bewegung und Sport müssen nicht immer mit einem Vertrag in einem Fitnessstudio, einer Mitgliedschaft in einem Sportverein oder mit einer teuren Ausrüstung einhergehen. Wichtig ist nur, dass man in der Lage ist, sich vom Sofa zu erheben und aktiv zu werden. Egal, für welche Art körperliche Ertüchtigung man sich entscheidet, der wichtigste Punkt ist der, dass es Spaß machen sollte. Bewegung/Sport/Fitness sollte nicht zu einer lästigen Pflicht werden, denn dann ist es nur eine Frage der Zeit, bis die Motivation „den Bach runter geht". Welche Möglichkeiten es im Einzelnen gibt, möchte ich nun etwas näher erklären.

Paleo Lifestyle / Fitness

Bewegung bei Jägern und Sammlern

Bei unseren Vorfahren war körperliche Bewegung ein wesentlicher Bestandteil des Alltags. Jäger und Sammler waren ständig in Bewegung. Die Motivation zum einen war die ständige Nahrungssuche. Dabei legten unsere Vorfahren nicht selten einige Kilometer (zu Fuß!) zurück. Und wenn Sie nicht gerade auf Nahrungssuche waren, so kam es gelegentlich vor, dass sie bis zu 60 km und mehr liefen, um das nächste Dorf zu besuchen.

Der Energieverbrauch und die Energiezufuhr waren hierbei eng miteinander verbunden. Daher war der Ausdruck **„Adipositas"** (Fettleibigkeit) bei ihnen vor allem in praktischer Hinsicht ein Fremdwort. Nicht nur die Bewegung an sich war eine wichtige Komponente, sondern auch die Umweltreize waren ein wichtiger Bestandteil ihres Lebens. Doch dazu gleich mehr. Beim Sport sollten wir daher dem **Paleo-Ansatz** folgen und die Bewegungen unserer Vorfahren in unser Workout integrieren.

Diese wären:

Viel langsame Bewegungen, Sammeln, Spielen, Tanzen. Langes Laufen mit kurzen Sprints. Tragen von (schwerer) Beute, Sammelgut und sonstigen Gegenständen. Klettern auf Bäume. Klettern an/auf Felswände(n). Kriechen, Springen, Hüpfen und Ausruhen.

Wie kann man das nun in modernen Sport übersetzen?

Möglichkeiten hierfür wären:

Ausreichende Alltagsbewegungen (Laufen, Gartenarbeit), Körpergewichts-Training, Krafttraining mit Gewichten. Lange ausgedehnte Spaziergänge (unabhängig vom Wetter), Laufen mit Sprints (evtl. barfuß), Ganzkörperbewegungssportarten (Klettern, Kampfsport, Tanzen usw.) Ausreichend Erholungszeit zwischen den einzelnen Trainingseinheiten (Ruhetage, Meditation).

Was ist Paleo Fitness?

„Was ist Paleo Fitness?“ oder „Worin unterscheidet sich Paleo Fitness von anderen Sport- bzw. Fitnessarten?“

In Bezug auf Paleo Fitness gibt es keine genormte Definition, die man eben einfach mal so geschwind im Lexikon nachschlagen kann. Unter den Paleo-Anhängern (oder Gurus ;-)) gibt es hierzu unterschiedliche Ansichten und Meinungen, was aus meiner Sicht auch vollkommen in Ordnung ist. Wenn man aber sämtliche Meinungen und Ansichten miteinander vergleicht, so stellt man fest, dass es hierbei viele Übereinstimmungen gibt.

Diese wären:

- Bewegung / Fitness – raus in die Natur
- einfache Techniken
- Abwechslungsreichtum
- kein Wettkampfcharakter
- kurze Trainingseinheiten
- hohe Intensität
- kein teures Equipment

Einige der hier aufgezählten Punkte sind auf den ersten Blick erst einmal nicht besonders aussagekräftig. Im Laufe der nächsten Kapitel werden wir hier ein wenig Licht ins Dunkel bringen.

Kein teures Equipment

Alleine in Deutschland verdient die Fitness-Industrie Millionen mit Fitness-Zubehör und Nahrungsergänzungsmitteln, Tendenz steigend. Vom Hometrainer für zu Hause und Yoga- und Pilates-Matten über Nordic-Walking-Stöcke und Markensportklamotten bis hin zu teuren Sportschuhen mit ultraleichter Sohle wird alles an den Mann (und die Frau) gebracht, was nach Fitness aussieht bzw. sich danach anfühlt. Mit Nahrungsergänzungsmitteln wird dieselbe Summe glatt noch einmal umgesetzt: Von. Eiweißpulver, Diätpulver, Aminosäure-Ampullen bis hin zu Fatburnern ist alles dabei.

Hinzu kommen Mitgliedsbeiträge im Fitness-Studio inklusive 10er-Karte fürs Solarium sowie zahlreiche Fitness-Workshops am Wochenende, für die zusätzliches Entgelt verlangt wird. **Da stellt sich die Frage: „Braucht man die ganzen Dinge wirklich?“** Wer Geld für Fitness-Zubehör usw. ausgeben möchte, dem sei es gestattet, es geht aber auch ohne.

Paleo Fitness: im Alltag

Bevor wir tiefer in die Materie einsteigen (und das Schritt für Schritt), möchte ich für diejenigen, die mit Sport/Fitness usw. nichts am Hut haben, einige Tipps mit auf dem Weg geben. Denn Paleo Fitness kann mehr sein als nur Joggen u.Ä.

Jede Bewegung ist wichtig. Und jede Bewegung fängt im Alltag an. Eine amerikanische Studie der Mayo Klinik Rochester im US-Bundesstaat Minnesota legt nahe, dass die Häufigkeit ganz alltäglicher Betätigungen den Ausschlag dafür gibt, ob jemand schlank oder eher dick ist. Bereits durch sogenannte kleine Bewegungseinheiten (über den Tag verteilt) kommt es in der Summe sehr schnell zu Energieumsätzen, die bereits gesundheitsrelevante körperliche Impulse setzt.

Jeder einzelne Schritt zählt. Statistiken der Bundes-Gesundheitsüberwachung zeigen, dass ca. 50 % der 50-jährigen Frauen und der gleichaltrigen Männer nicht einmal in der Lage sind, über drei Stockwerke Treppen zu steigen. Die Folgen des Bewegungsmangels sind hierbei abzusehen.

Wie sieht ein gesundes Mehr an Bewegung nun in der Praxis aus? Ganz einfach.

Paleo-Fitness-Praxis-Tipp:

Nutzen Sie so wenige Transportmittel wie möglich. Ich rede von Auto, Bus, Bahn, Fahrrad, Aufzug, Rolltreppe usw.

Wägen Sie ab, welche Strecken sie zu Fuß laufen können. Sei es zur Arbeit, zu Freunden oder zum Kiosk. Ist der Arbeitsplatz zu weit entfernt, dann teilen Sie die Strecke auf, parken weiter weg und gehen den Rest zu Fuß.

Nutzen Sie jede Treppe, die Ihnen unterkommt. Treppensteigen hat im Vergleich zu anderen Tätigkeiten mitunter den höchsten Kalorienverbrauch. Probieren Sie auch hierbei z.B., zwei oder gar drei Treppenstufen auf einmal zu nehmen. Abgesehen davon: Aufzüge (wenn denn schon mal welche da sind) pflegen sich ab und an die Freiheit zu nehmen, auszufallen oder gar stehen zu bleiben, und das natürlich immer im denkbar ungünstigsten Moment. Anstatt Gefahr zu laufen, das zu erleben, laufen Sie lieber Treppen.

Verändern Sie das Tempo beim Laufen oder wenn Sie Treppen steigen. Das bedeutet, legen Sie auf dem Weg zur Post einen kurzen Sprint hin. Stellen Sie sich dabei vor, ein

Säbelzahntiger wäre Ihnen dicht auf den Fersen ;-) Mit gelegentlichen Sprints halten Sie Ihren Stoffwechsel und Ihr Herzkreislaufsystem auf Trab.

Gartenarbeit: Nicht nur für den Körper ist die Gartenarbeit an der frischen Luft eine regelrechte Wohltat, sondern auch für den Geist, denn die Düfte und Farben von Blumen und Pflanzen regen die Sinne an. Scheint zusätzlich die Sonne, werden durch die Sonnenstrahlen Glückshormone im Gehirn ausgeschüttet und die Produktion von Vitamin D wird angekurbelt.

Erkunden Sie Ihren Wohnort zu Fuß: Laufen Sie Wege, die Sie nicht kennen. Variieren Sie den Schwierigkeitsgrad, indem Sie Wege mit Steintreppen nutzen oder gar mit einer Steigung. Auch hier sollten Sie so oft wie möglich das Tempo variieren.

Einkaufen mit Ballast: Gehen Sie zu Fuß einkaufen. Schnappen Sie sich einen (ordentlichen) Rucksack, verstauen darin Ihre Lebensmittel und laufen mit erhöhtem Körpergewicht nach Hause. Wahlweise können Sie auch hierbei das Tempo variieren.

Die eben aufgezählten Tipps mögen banal klingen, aber Bewegung im Alltag ist nun mal keine komplizierte Sache. In Bezug auf **„Paleo Fitness im Alltag“** sind Ihnen keine Grenzen gesetzt. Wichtig hierbei ist nur, dass Sie aktiv werden und auch bleiben. Wenn die Paleo-Ernährung stimmt und Sie sich im Alltag regelmäßig bewegen, haben

Sie ein solides Fundament für Ihre Gesundheit gelegt und das alles ohne Stress, ohne viel Zeitaufwand und ohne viel Geld auszugeben. Das ist komplett ausreichend.

Streben Sie jedoch eine Leistungssteigerung an, sprich: Mehr Kraft, mehr Ausdauer, mehr Beweglichkeit, stoßen Sie mit **„Bewegung im Alltag“** schnell an die Grenzen des Machbaren. Aber, auch hier ist es möglich, das gesteckte Ziel ohne viel Aufwand und Zubehör zu erreichen. Doch vorher:

Was ist Fitness?

Fitness beschreibt einen Zustand, der die körperliche Leistungsfähigkeit bzw. die Entwicklung der Grundeigenschaften umfasst. Diese wären: **Kraft, Ausdauer, Beweglichkeit, Schnelligkeit und Koordination.**

Kleiner Exkurs: Was sind Kraft, Ausdauer, Beweglichkeit, Schnelligkeit und Koordination? (Klassische Definitionen)

Kraft bezeichnet die Fähigkeit des Muskelsystems, durch Muskelkontraktion (Kontraktion: Zusammenziehen) Widerstände zu überwinden, ihnen entgegenzuwirken oder zu halten.

Ausdauer ist die Fähigkeit, eine Anforderung ohne Ermüdung möglichst lange durchzuführen sowie einen er-

müdungsbedingten Abbruch der Anforderung möglichst lange hinaus zu zögern.

Die Beweglichkeit ist die Fähigkeit, Bewegungen mit der erforderlichen Schwingungsweite ausführen zu können. Zum einem über die Gelenkigkeit, zum anderen über die Dehnfähigkeit.

Schnelligkeit bedeutet, eine Bewegung mit einer höchstmöglichen Geschwindigkeit auszuführen.

Koordination ist die Fähigkeit, Bewegungen, die ein zielgerichtetes Handeln erfordern, so ökonomisch und präzise wie möglich durchzuführen.

Paleo Fitness: Krafttraining zu Hause

Es ist möglich, innerhalb seiner eigenen vier Wände ein Krafttraining zu absolvieren, und das ohne teure Heimtrainer und Kurzhanteln. Der Vorteil liegt hier klar auf der Hand: Ich muss keine Trainingstasche packen, ich muss nirgends hinfahren und ich muss mich nicht umziehen. Wer es sich einfach machen und den Aufwand auf ein Minimum beschränken möchte, trainiert einfach zu Hause.

Der Widerstand, (normalerweise ein Gewicht) den wir für den Muskel benötigen, um einen Trainingsreiz zu setzen, ist hierbei das eigene Körpergewicht. Des Weiteren haben wir die Möglichkeit, einzelne Übungen (dazu gleich mehr) in ihrer Ausführung zu variieren. Sprich: Alleine durch die Veränderung der Hebelwirkung der Übung verändern wir den Reiz auf den Muskel. Weitere Möglichkeiten, um den Muskel an seine Grenzen zu bringen, wären: Geschwindigkeitssteigerung, Pause zwischen den Sätzen, wackliger Untergrund, Ausführung mit nur einem Arm oder einem Bein.

Nehmen wir hierzu ein Beispiel: **Der Liegestütz (ein Klassiker)**, die Ausführung:

Gehen Sie auf die Knie und stützen sich mit den Händen etwa schulterbreit vor dem Körper ab. Anschließend strecken Sie die Beine nach hinten aus und stellen die Füße auf die Zehenspitzen ab. Jetzt sollten die Beine, der Oberkörper und der Kopf eine gerade Linie bilden. Der Kopf bildet die Verlängerung zur Wirbelsäule. Die Arme sollten nicht ganz durchgestreckt sein. Senken Sie nun den Körper nach unten ab, dabei bleibt der Körper gerade. Die Arbeit wird vollständig von der Brust und den Armen verrichtet, die Ellenbogen zeigen nach außen. Gehen Sie so weit nach unten, dass die Nase den Boden beinahe berührt. Anschließend drücken Sie sich wieder nach oben.

Variante 1

Führen Sie die Übung wie oben beschrieben aus. Machen Sie 6 bis 10 Wiederholungen (Ausführungen). Nach 6 bis 10 Wiederholungen haben Sie einen Satz absolviert. Beenden Sie die Übung, indem Sie zwei weitere Sätze (zwischen den Sätzen 1 Minute Pause) anhängen.

Das Ziel für diese Übung wäre, dass Sie locker **3 x 10** Wiederholungen schaffen, ohne einen roten Kopf zu bekommen. Erst dann kann man dieser Übung einen höheren Schwierigkeitsgrad verleihen. Siehe…

Variante 2

Jetzt werden wir den Winkel der Übung ein wenig verändern. Nehmen Sie sich einen Stuhl und gehen Sie in die Liegestützposition. Der kleine Unterschied, Ihre Füße (Fußspitzen) legen Sie jetzt auf dem Stuhl ab. Wenn Sie alles richtig gemacht haben, müsste Ihr Körper jetzt einen 45-

Grad-Winkel eingenommen haben. Auch hier wäre Ihr Ziel: **3 x 10** Wiederholungen zu schaffen.

Variante 3

Nehmen Sie die Position von Variante 2 ein. Sprich: Stuhl, Liegestützposition und 45-Grad-Winkel. Jetzt heben Sie das rechte Bein ein wenig ab, so dass Ihr Bein in der Luft schwebt. Jetzt wird Ihr Körper nur noch von dem linken Bein bzw. durch Ihre beiden Hände auf dem Boden stabilisiert. Auch hier Ihr Ziel: **3 x 10** Wiederholungen.

Variante 4

Nehmen Sie die Position von Variante 3 ein. Die Hände verschieben Sie jetzt weiter nach innen, so dass beide Daumen sich fast berühren. Wir verändern jetzt das Tempo jeder einzelnen Ausführung (Wiederholung). Die Zeitformel hierfür lautet: 4-2-4. Das bedeutet in der Praxis, das Sie das Tempo beim Absetzen nach unten auf 4 Sekunden ausdehnen. Halten Sie nun 2 Sekunden (Nasenspitze berührt leicht den Boden) und drücken Sie sich anschließend 4 Sekunden lang nach oben. Auch hier Ihr Ziel: **3 x 10** Wiederholungen.

Dieses Beispiel soll Ihnen verdeutlichen, wie vielseitig man eine einzelne Übung nutzen kann. Bereits 5 bis 6 unterschiedliche Übungen (für unterschiedliche Muskelgruppen), diese hintereinander absolviert, ergibt ein 20-minütiges Workout und das, ohne je einen Fuß in ein Fitness-Studio gesetzt zu haben. Wenn Sie das kontinuierlich (2 bis 4 mal in der Woche) mit steigendem Schwierigkeitsgrad absolvieren, können Sie hier eine signifikante Steigerung der Muskelkraft erreichen. Wichtig ist, dass Sie mit einer steigenden Intensität trainieren. Kurz und hart, sozusagen in effektiven Schüben.

Ein häufiger Fehler (in Bezug auf Krafttraining), den ich oft im Fitness-Studio sehe, ist der, dass viele Mitglieder viel zu lange und mit viel zu vielen Übungen trainieren. Der Denkfehler hierbei liegt in der Annahme, viele einzelne Übungen und viel Zeit brächten auch viel. Dem ist leider nicht so, denn ausschlaggebend ist die **Trainingsintensität.** Das bedeutet, ich muss, um einen Muskel zu stimulieren, ihn durch einen überschwelligen Reiz zum Wachstum zwingen (dieses Phänomen nennt sich übrigens Hyperkompensation). Das heißt, um es auf dem Punkt zu bringen: Der Trainingserfolg hat nichts mit der Trainingsdauer zu tun, sondern mit der Trainingsintensität. Ein kurzes, aber ein sehr anstrengendes Training bringt mehr, als zwei Stunden „so lala" zu trainieren, denn ein sehr intensives und langes Training schließen sich gegenseitig aus. Also, trainieren Sie zu Hause kurz, aber hart.

Des Weiteren hat ein moderates Muskelaufbautraining den Vorteil, dass Sie ihren Grundumsatz erhöhen und somit den Kalorienverbrauch ankurbeln, auch für die Ruhephasen ihres Körpers. Gerade für die, die abnehmen möchten, ist das ein klarer Vorteil. Mehr Übungen, Trainingspläne, Techniken, Bilder usw. sind leider nicht möglich, da das den

Rahmen dieses Buches sprengen würde. Wer mehr darüber wissen möchte, dem kann ich ein sehr interessantes Buch zum Thema „Heimtraining“ empfehlen:

„Fit ohne Geräte: Trainieren mit dem eigenen Körpergewicht“ von Mark Lauren und Joshua Clark (Auch als DVD erhältlich)

Wichtig: Vor dem Trainingsbeginn sollte sich sportärztlich untersuchen lassen, wer...

... während der letzten fünf Jahre nicht regelmäßig sportlich aktiv war.

... über **35 Jahre alt** ist

... einen oder mehrere folgender Risikofaktoren hat: **Herzkrankheit oder eine genetische Veranlagung dazu, Gelenkbeschwerden, Übergewicht, Bluthochdruck, Diabetes mellitus, Rauchen, eine gerade überstandene Krankheit oder OP, Schwangerschaft.**

Extra Kapitel: Trainieren im Fitness-Studio

Generell spricht nichts dagegen, in ein Fitness-Studio einzutreten, um z.B. seine überflüssigen Pfunde loszuwerden. Erwägt man diesen Weg, sollte man vorher einige Ratschläge beherzigen, um auch sicher zu sein, dass man das richtige Studio für sich gefunden hat. Fitness-Studios bieten einige Vorteile: Man kann bei jedem Wetter trainieren und man findet in der Regel professionelle Hilfe, gerade dann, wenn man ein absoluter Laie ist. Des Weiteren findet man in den Studios viele Gleichgesinnte, denen man sich anschließen kann.

Möchte man einem Fitness-Studio beitreten, empfehle ich folgende Checkliste:

1.
Bevor man sich für ein Fitness-Studio entscheidet, sollte man immer ein Probetraining vereinbaren. Dieser Termin ist in der Regel kostenfrei. So bekommt man hier mindestens einen ersten Eindruck vom Studio, denn dieser ist bekanntlich der wichtigste.

2.
Eine persönliche Atmosphäre ist in einem Fitness-Studio wichtig. Folgende Fragen sollte man sich stellen: Hat man das Gefühl, ernst genommen zu werden oder nicht? Ist der Trainer sympathisch oder eher arrogant und selbstgefällig? Macht das Studio einen sauberen Eindruck? Wie hoch ist

das Durchschnittsalter der Teilnehmer? Gibt es ausreichend Parkplätze? Wie ist das Kursangebot?

Und…

..der personelle und gerätetechnische Standard des Studios sollte den Bestimmungen des TÜV für gesundheitsorientierte Fitness-Anlagen genügen. Wenn besonders die Behandlung von gesundheitlichen Problemen im Vordergrund steht, sollte man auf das DVSF-Siegel (Steht für: Deutscher Verband der Sportärzte in Sport-, Fitness- und Freizeitanlagen e.V.) achten. Dieses ist in der Regel im örtlichen Studio gut ausgeschildert.

3.
Ein Trainingserfolg steht und fällt mit einem Trainer. Wichtig ist, dass der Trainer eine solide Ausbildung besitzt. Gerade in dieser Hinsicht sollte man keine Hemmungen haben und direkt nach der Kompetenz fragen. Viele Studios stellen nur Sportlehrer ein oder Trainer mit einer anerkannten Trainer-Lizenz. Des Weiteren ist es wichtig, dass man einen individuellen Plan (abgestimmt auf das Ziel) bekommt und dass dieser auch in einer (oder mehreren) Einzelsitzungen abgearbeitet wird. Auch wichtig ist eine regelmäßige Betreuung inklusive Zielkontrolle.

4.
Viele Fitness-Studios bieten auch eine Kinderbetreuung an. Es lohnt sich dann auch jeden Fall, gezielt nach einer Kinderbetreuung zu fragen.

5.
Hat man sich für ein Studio entschieden, sollte man unbedingt den Vertrag aufmerksam durchlesen. Welche Leistungen sind im Beitrag mit inbegriffen? Darf ich die Sauna bzw. den Wellnessbereich kostenlos benutzen? Ist die Kinderbetreuung inklusive? Wie lange muss man sich maximal binden? Gibt es eine Aufnahmegebühr? Wie sieht es mit der Kündigung aus?

Fazit:

Bei der Entscheidung, welches Fitness-Studio in Betracht kommt, sollte man sich Zeit lassen. Vergleichen lohnt sich immer und ein Probetraining bei mindestens drei Fitness-Studios (wenn möglich) wäre vor Vertragsabschluss von Vorteil.

Laufen, Joggen und Marathon

Joggen ist eine der beliebtesten Freizeitsportarten bei Jung und Alt. Ob vor der Arbeit, nach der Arbeit, in der Mittagspause, im Park oder in der Stadt. Das Laufen an der frischen Luft tut gut und bringt Abwechslung in den Alltag. Beim Joggen geht es nicht darum, als Erster eine Ziellinie zu überqueren. Vielmehr sollen bei diesem Ausdauertraining die Kondition verbessert und der Spaßfaktor miteingeschlossen werden. Doch nicht selten sehe ich Jogger im Wald oder im Park an mir vorbeilaufen, mit einem hochroten Kopf, einem fast schon schmerzverzerrten Gesicht, einer ungleichen Atmung und einem stampfenden Gang.

Dann stellt sich mir die Frage: Macht es dieser Frau, diesem Mann wirklich Spaß, zu joggen?

Gerade übergewichtige Menschen mit dem Ziel, durch Joggen ein paar Pfunde zu verlieren, begeben sich in Gefahr, ihre Gelenke zu überlasten. Denn jedes Kilo am Körper belastet die Gelenke bereits beim normalen Gehen um den Faktor 6. Beim Joggen ist die Belastung weit höher. Umgerechnet bedeutet das, wiegt man 10 kg zu viel, werden Knöchel, Knie und Hüftgelenk bei jedem Spaziergang pro Schritt um 60 kg belastet. Beim Jogging ist es noch mehr.

Der größte Fehler, den gerade viele Anfänger machen, ist, sich zu früh zu hohe Ziele zu setzen. Wer am Anfang mit dem Laufen übertreibt, überfordert häufig seinen Körper. Dies ist nicht gut, denn der Körper wird dadurch in einen Stresszustand versetzt und schüttet somit ungewollt Stresshormone (Adrenalin, Noradrenalin, Kortisol) aus.

Marathonlaufen hat sich in den letzten Jahren zu einem regelrechten Trend entwickelt. Die Anzahl der Anmeldungen bei diversen Veranstaltungen nehmen jedes Jahr zu. Ein Marathonlauf hat jedoch mit dem gewöhnlichen Laufen im Wald bei Weitem nichts mehr zu tun. Marathonlaufen ist ein Extremsport und gilt bei vielen Sport-Medizinern als eine Extrembelastung für den Körper, die eher schadet als nützt. Jedes Jahr sterben weltweit Läufer, die auf der Laufstrecke tot zusammenbrechen. Einer Legende nach lief der Bote Pheidippides mit einer Nachricht über den Sieg der Perser von Marathon nach Athen. Nachdem er die Nachricht übergeben hatte, brach er tot zusammen. Die Sterbefälle beschränken sich nicht auf unerfahrene Läufer, nicht selten sind darunter auch erfahrene Laufprofis. Unter den (Profi-)Läufern ist dieser Aspekt schon ein Dauerthema, was jedoch oft unter den Tisch gekehrt wird. Über solche extreme Zwischenfälle liest man selten in diversen Laufmagazinen oder deren Webseiten.

Man spricht hierbei von einem Marathon-Paradox. Während das Training für einen solchen Marathonlauf positive Effekte für Herz, Bänder und das Immunsystem hat, gilt das für den Marathon selbst nicht. Das Gesunde am Marathon ist die Vorbereitung darauf und nicht der Wettkampf an sich. Bei einer Extrembelastung verringert sich die körperliche Immunabwehr, was nachweisbar mit diversen Entzündungsprozessen einhergeht. Das schwächt den Körper und zwingt ihn zu Selbstaufgabe. Diese Selbstaufgabe ist nichts anderes als ein Selbstschutz des Körpers in Bezug auf eine zu hohe Belastung. Hinzu kommt, dass fast jeder Marathonläufer über Kniebeschwerden, schmerzende Schienbeine, Achillessehnenprobleme oder langandauernde Krämpfe klagt. Normalerweise werden in der Regel die Knochen, Bänder, Gelenke und Muskeln durch ein moderates Lauftraining eher gestärkt als geschwächt. Gerade beimJoggen kommt es über kurz oder lang zu Problemen an Gelenken (Knie, Knöchel usw.) mit chronischen Folgen. In Bezug auf diese Problematik tauchen öfters diverse Studien auf, die besagen, dass Joggen nicht die Ursache für die Gelenkprobleme seien, weil im Vergleich mit Nicht-Joggern ebenso Gelenksprobleme vorherrschten. Dies mag auf den ersten Blick plausibel klingen, aber: Hier werden Äpfel mit Birnen verglichen.

Generell sind Nicht-Jogger auch die, die gar keinen Sport treiben. Wenn unser Körper sich nicht bewegt, entwickeln sich einige Dinge zurück. Beispiel: Das Skelettsystem. Der Gelenkknorpel unterstützt die Dämpfung und die Gleitfunktion. Er lässt die mechanische Bewegung in den Gelenken reibungslos ablaufen. Wenn dieses System gut funktionieren soll, ist es auf einen gewissen Wechsel von Bewegung und Erholung angewiesen. Wenn wir uns aber nicht bewegen, dann bildet sich dieses Gewebe zurück. Die Folge kann eine schmerzhafte Arthrose sein, bei der die Knochen in den Gelenken aufeinanderreiben. Am Schluss treten auch hier Gelenksprobleme auf.

Des Weiteren sind viele Marathonläufer oder Viel-Läufer vergleichsweise dünn bis sehr dünn, haben kaum Muskelmasse und sehen teilweise im Gesicht sehr alt aus. Das kommt daher, weil extremes Laufen für den Körper eine Stressbelastung darstellt und ihm so einiges abverlangt. Nimmt man im Vergleich dazu einen Sprinter, ist dieser von seiner Statur aus eher kompakter und muskulöser und sieht nicht so ausgezehrt aus wie ein Marathonläufer (dazu mehr im Kapitel „Paleo-Fitness-Lauftraining“). Natürlich spielen hier die einzelnen Muskelfasertypen (und deren Verteilung) eine wichtige Rolle bzw. auch die jeweilige Genetik. Ich möchte dies aber jetzt außen vor lassen, um den Rahmen dieses Kapitels nicht zu sprengen.

Damit es zu keinem Missverständnis kommt: Ich möchte hier niemandem sein Lauftraining ausreden, aber die oben genannten Punkte sollte man nicht schönreden oder ignorieren. Hinzu kommt, dass wir verlernt haben, richtig zu laufen (auch, wenn sich das idiotisch anhört) und unser Füße in HighTech-Schuhe zwängen mit der Absicht, Gelenke usw. zu schonen – mit dem Ergebnis, dass wir damit den gegenteiligen Effekt erreichen. Doch dazu im nächsten Kapitel mehr.

Richtig laufen / barfuß laufen

„Wenn du auf der Erde läufst und mit der Erde läufst, dann kannst du ewig laufen."

Zitat: Tarahumara-Indianer (Born To Run)

Dr. Liebermann, ein Professor für Biologische Anthropologie, sagt klipp und klar: Viele Probleme an Knien und Fußgelenken rühren daher, weil der Mensch mit Schuhen läuft. Der Trend mit Sportschuhen kam 1972, als Nike den modernen Laufschuh erfand. Vorher liefen Läufer mit Schuhen mit sehr dünnen Sohlen und es kam zu viel weniger Gelenkproblemen als heute. Der Kerngedanke der Sportindustrie in Bezug auf Laufschuhe war der, dass man den Füßen eine Unterstützung gab, indem man Schuhe mit gedämpften Sohlen herstellte. **Das heißt im Klartext: Man fing an, Dinge (Füße) zu regulieren, die von Natur aus eigentlich nicht reguliert werden müssen**. Denn der Fuß, so, wie er ist, ist ein regelrechtes Meisterstück der Evolution. Die hohe Komplexität des menschlichen Fußes hat sich optimal an seine Aufgabe angepasst: das Gehen, Laufen und Sprinten.

Stützt man ein Körperteil, wird es schwach; beansprucht man es in einem gewissen Umfang, wird es stärker.

Kleiner Exkurs: Der Fuß

Der Fuß besteht aus Zehen, dem Mittelfuß und der Fußwurzel. Am Mittelfuß unterscheidet man Ballen, Sohle, Ferse, Spann (Fußrücken) und Rist (Außenkante). In den Füßen befinden sich knapp ein Viertel der 206 bis 215 Knochen des menschlichen Körpers. Hinzukommen über 30 Gelenke und 60 einzelne Muskeln. Des Weiteren befinden sich an der Fußsohle (und Zehen) zahlreiche Rezeptoren in besonders hoher Dichte, die wichtig sind für den Bodenkontakt, sofern die Füße in keinem Schuhwerk stecken.

Über 70 % der Informationen, die das Gehirn benötigt, um den Untergrund zu spüren, kommen von den Nerven Ihrer Fußsohlen. Je mehr Sie den Boden spüren, auf dem Sie stehen, umso größer ist das Verständnis Ihres Körpers für die natürliche Bewegung und für eine ökonomische Bewegung.

Wenn wir mit Schuhwerk laufen, fällt die empfindliche Sensorik weg, und durch die Steifheit der Knöchel kann es schnell passieren, dass wir das Gleichgewicht verlieren und mit dem Fußgelenk umknicken. Das Umknicken ist mitunter die häufigste Verletzung bei Läufern. Des Weiteren passiert, wenn wir mit Schuhen laufen/joggen, dass wir zuerst mit der Ferse aufsetzen statt mit dem Fußballen, was eigentlich richtig wäre. Wenn wir mit der Ferse aufkommen, wird das Körpergewicht nur auf einer münzgroßen Fläche aufgefangen. Die Aufprallenergie verlagert sich somit weiter in Richtung Knie und Hüftgelenk, welche bei jedem Schritt unnötig belastet werden, was auf Dauer Probleme verursachen kann.

In einer Studie lief eine Gruppe Sportler barfuß und eine andere Gruppe mit Schuhen ihre Kilometer auf einem Laufband ab. Die Hüfte wurde während des „beschuhten" Laufs im Schnitt um 54 % stärker belastet als beim Barfußlauf. Auf die Knie wirkten zwischen 36 % und 38 % höhere Kräfte ein.

Beim Barfußlaufen tritt man in der Regel zuerst mit dem Ballen auf, wobei der Aufprall dadurch stark abgefedert wird, bevor man die Ferse aufsetzt. Somit wird die Aufprallenergie aufgefangen, bevor sie an den ganzen Körper weitergeleitet wird. Durch die feine Tast-Sensorik, die in Bruchteilen von Sekunden abläuft, analysieren die Sensoren am Fuß die Beschaffenheit, Temperatur und die Härte des-Bodens und passen sich somit blitzschnell ihrer Laufumgebung an. Da die Aufprallenergie jetzt nicht in Fußgelenk, Knie und Becken unnötig verloren geht, sondern von der Achillessehne und der Ferse abgefangen wird, kann sie nun wieder für den nächsten Schritt eingesetzt werden. So können geübte Barfußläufer viel ökonomischer und mit viel weniger Belastung für sämtliche Gelenke laufen.

Barfuß laufen in der Praxis

Für das Barfußlaufen benötigt man keine spezielle Ausbildung, nur etwas Zeit und Geduld. Hören Sie auf Ihren Körper, übertreiben Sie es nicht und fangen Sie langsam an, (wieder) barfuß zu laufen. Haben Sie orthopädische Probleme, fragen Sie bitte vorher Ihren Arzt. Da unsere Fußmuskulaturen verkümmert sind, die dicken Fettpolster unter Ballen und Ferse auf ein Minimum geschrumpft sind, sollte man sich zunächst in kleinen Schritten an das Barfußlaufen gewöhnen. Wenn Sie anfangen, vermeiden Sie beim Gehen den Fersengang und machen Sie kleinere Schritte. Durch die kleinen Schritte sind Ihre Füße näher am Körper und Sie haben eine aufrechtere Haltung. Mit der Zeit werden Sie merken, dass sich ihr Gewicht auf die Ballen verlagert, wie es sich eigentlich gehört. Meiden Sie Socken und beginnen Sie zunächst innerhalb Ihrer 4 Wände barfuß zu laufen. So bekommen Sie langsam ein Gefühl dafür. Später kann man den Trainingsreiz auf Ihre Füße erhöhen, indem Sie in die freie Natur hinausgehen. Da empfiehlt es sich zunächst, auf Rasen oder weichem Sand zu gehen, bevor Sie auf einen etwas härteren Untergrund über“gehen“. Wer möchte, kann als Übergang auch barfußtaugliche Schuhe kaufen. Mittlerweile hat die Schuhindustrie den „Barfuß-Trend“ erkannt und Schuhe mit sehr dünnen Sohlen entwickelt, die dem Barfußlaufen sehr nahe kommen. Hierzu gibt es unterschiedliche Produkte mit unterschiedlichen Ansätzen. **Vibram Five Fingers** sind die Klassiker unter den Barfuß-Schuhen. Die Sohle ist extrem dünn und schützt vor spitzen Steinen, Glasscherben usw. Trotz Sohle bleibt das „Barfuß-Feeling" bestehen und mit ihren Zehentaschen sind die Five Fingers auch unverwechselbar. Eine kleine Liste mit Anbietern von Barfußschuhen finden Sie im Anhang.

Gehen / Laufen / Sprinten

Der Mensch hat, grob eingeteilt, drei Möglichkeiten der Fortbewegung: Gehen, Laufen und Sprinten. Wenden wir uns zuerst dem Laufen zu. Laufen war in der Steinzeit die optimale Form. Hierbei zeigte der Mensch eine enorme Ausdauer. Denn die Stärke des Menschen liegt nicht in der Schnelligkeit, sondern in der Ausdauer, und dies machten unsere Vorfahren sich bei der Jagd zunutze. In der Steinzeit wurde das zu jagende Tier so lange vor sich hergetrieben, bis es einfach nicht mehr weiter laufen konnte, auch wenn das Tier eigentlich wesentlich schneller war. Es blieb immer wieder stehen, um zu pausieren. Unsere Vorfahren gaben dem Tier nicht die Zeit, sich zu erholen und so überhitzte es nach und nach, bis es einfach stehen blieb. Schließlich blieb es am Boden liegen. Auf Laufen sind wir programmiert und Laufen benötigen wir zur Gesunderhaltung. Wie bereits erwähnt, leben wir in einer Zeit, in der uns vieles durch Maschinen usw. abgenommen wird. Wir bewegen und laufen viel weniger, als es unsere Vorfahren getan haben und wenn wir laufen, dann tun wir das mit dem falschen Schuhwerk (siehe Kapitel „Barfuß laufen") und mit der falschen Belastungsintensität. Was meine ich damit?

Der Mensch verfügt über zwei Möglichkeiten der Energiegewinnung: Zum einen wäre hier die Gewinnung an Energie über den Glukose-/Glykogenstoffwechsel erwähnenswert. Da wir (durch den Verzehr von reichlich Nudeln, Reis und Müsli) unsere Bauchspeicheldrüse zur ständigen Insulinausschüttung zwingen und sich dadurch ständig Zucker im Blut befindet, ist für den Körper bei Belastung die Verbrennung von Glykose das Naheliegendste. Ist kein Zucker mehr im Blut, geht der Körper an die Zuckerreserven. Diese sind in der Muskulatur bzw. in der Leber gebunkert. Werden diese Reserven bei gleichbleibender Belastung verbraucht, kommt es erst einmal zu einem Leistungsknick. Der Körper schwenkt jetzt um und geht an die Fettreserven. Da für den kohlehydrateverwöhnten Körper diese Umstellung ungewohnt ist, kommt er nicht so richtig in die Gänge und die meisten Sportler greifen dann zu Müsli usw., sprich zu Glykose, und der Kreis schließt sich. So bekommt der Fettstoffwechsel nie die richtige Gelegenheit, in Schwung zu kommen und wir verbauen uns die Möglichkeit, das Fett als Energiebringer richtig zu nutzen. Wie wir bereits wissen, ist Paleo arm an Kohlehydraten. Durch weniger Glykose im Blut gibt es auch eine geringere Insulinausschüttung. Der Körper gewinnt dadurch seine natürliche Insulin-Empfindlichkeit wieder zurück. Die Zellen im Körper brauchen weniger Insulin, um auf Kohlehydrate zu reagieren und somit wird der Fettstoffwechsel sensibilisiert. Der Körper reagiert und bevorzugt daraufhin Fett zur Verbrennung.

Genau so hat sich das die Evolution auch gedacht: Fett für die Bereitstellung von Energie für mittelmäßige Belastung und Glykose für Sprints oder bei einer kurzfristigen erhöhten körperlichen Belastung. Das bedeutet, um es auf den Nenner zu bringen: Mit einer richtigen Paleo-Ernährung in Kombination mit der richtigen Geschwindigkeit können Sie ewig laufen.

Die optimale Geschwindigkeit liegt hierbei bei 70 % der maximalen Herzfrequenz. Als Berechnung nimmt man folgende Formel: 220 – Lebensalter und davon 70 %

Beispiel:

220 – 30 Lebensjahre = 190 abzüglich 70 % = 133 Schläge pro Minute…

…oder, wenn Sie beim Laufen noch in der Lage sind, sich einigermaßen unterhalten zu können.

Am Rande erwähnt:

§ 0815 der 7. Deutschen Laufverordnung legt im Absatz 4711 Folgendes fest: 6,0 min/km und mehr = Joggen, unter 6,0 min/km = Laufen

Natürlich sind die Stoffwechselvorgänge viel komplexer als hier dargestellt. Denn der Körper bedient sich bei der Energiegewinnung (also bei Belastung) Fett und Glykose in gleichen Maßen, aber je nach Belastungsintensität mit unterschiedlicher Gewichtung. Das bereits Erwähnte darf aber nicht mit einer gewollten Gewichtsreduktion gleichgesetzt werden. Zur Erklärung:

Kleiner Exkurs: Mythos Fettverbrennung zur Gewichtsreduktion

Wenn es um die Gewichtsreduktion geht, werden bezüglich der Fettverbrennung durch körperliches Training von vielen Trainern usw. nach wie vor nicht ganz korrekte Empfehlungen gemacht. Es handelt sich hierbei um zwei Begriffe, die wir uns jetzt näher ansehen: Relativer und absoluter Anteil der Fettverbrennung.

Relativ betrachtet, verbrennt man umso mehr Fett, je weniger intensiv die körperliche Belastung ist (siehe vorhergehendes Kapitel), wobei die absolute Menge an verbranntem Fett aufgrund des niedrigen Energieumsatzes aber gering ausfällt. Je intensiver aber wiederum die körperliche Belastung wird, desto weniger trägt Fett prozentuell zur Energiegewinnung bei. Jetzt kommt vermehrt Glukose hinzu, und der Anteil an verbranntem Fett sinkt ab. Dafür aber steigt der Energieumsatz (Kalorienverbrauch) mit zunehmender Belastung an.

Das bedeutet im Klartext: Bei einer höheren Intensität der Belastung kann der geringere relative (prozentuelle) Anteil der Fettverbrennung an der Energiegewinnung einer größeren absoluten Menge an verbranntem Fett entsprechen. Das bedeutet, es wird mehr Energie verbraucht, was

letztendlich für die Gewichtsreduktion entscheidend ist, da man nur in Verbindung mit einer negativen Energiebilanz an Gewicht verlieren kann.

Ein Beispiel:

Zwei übergewichtige Herren um die 50 besuchen 4 Mal wöchentlich ein Fitness-Studio und radeln dabei jeweils 60 Minuten auf dem Fahrrad. Proband A tut dies mit einem Fettverbrennungspuls von 110 bis 120/min, Proband B mit einer etwas höheren Intensität, bei einer Herzfrequenz von 140 bis 150/min. Nach acht Wochen hat Proband A, der im vermeintlichen Fettabbaubereich trainiert hat, weniger an Gewicht (besser gesagt, an Körperfett) verloren als sein Mitstreiter Proband B, da dieser mit seinem Training mehr Kalorien verbraucht hat und somit eine höhere negative Energiebilanz erzielt hat als Proband A.

Paleo Fitness „Laufen“

Paleo Fitness „Laufen“ bedeutet ganz simpel: Nix wie raus und laufen gehen! Auf den Punkt gebracht:

Langsam laufen (Unterhaltung sollte gerade noch möglich sein) oder alternativ mit einer Puls-Uhr arbeiten. Hier wäre die Formel: 220 – Lebensalter / davon 70 % als Richtlinie anzuwenden. Die Strecke sollte abwechslungsreich sein. Langeweile kann schnell die Motivation zunichte machen. Erforschen Sie je nach Lust und Laune auch neues Terrain.

Optimale Laufwege wären: **Wald, Feldwege, Parks, am See entlang, am Strand**.

Nicht-optimale Laufwege wären: **Asphaltierte Straßen, Innenstadt, viel befahrene Straße(n).**

Nutzen Sie die Möglichkeit, je nach Trainingszustand Ihrer Füße, auch barfuß zu laufen.

Lassen Sie sich vom Wetter nicht abschrecken. Es gibt kein schlechtes Wetter, nur schlechte Kleidung.

Bauen Sie in Ihren Lauf ein paar Sprints mit ein. Die Sprints sollten, je nach Strecke und Trainingszustand, zwischen 30 und 90 Sekunden lang sein.

Wenn Ihre Strecke es hergibt, nutzen Sie Steigungen oder Gefälle.

Periodisieren Sie Ihr Lauftraining. Beispiel (Achtung: Abhängig vom Trainingszustand):

1 Wochen 4-6 Mal a 20 bis 35 Minuten
1 Wochen 3-4 Mal a 45 bis 60 Minuten
1 Wochen 2-3 Mal a 60 bis 90 Minuten
1 Woche Pause

Paleo Fitness „Sprinten"

Als Sprint bezeichnet man z.B. die Kurzstreckendisiplinen der Leichtathletik, wo es auf das Zurücklegen einer Strecke in möglichst kurzer Zeit ankommt. Hierbei wird die jeweilige Höchstgeschwindigkeit abverlangt, die der Körper je nach Trainingszustand, Alter und Geschlecht absolvieren kann.

Unsere Vorfahren waren unterschiedlichen Gefahren ausgesetzt, vor allem durch Raubtiere (das mag jetzt sehr banal und klischeehaft klingen, ist aber so). Da war es lebenswichtig, dass man – sobald man eine Gefahr erkannt hatte – in der körperlichen Verfassung war, loszusprinten, was das Zeug hielt. Wer nicht schnell genug war, hatte das Nachsehen. Die Möglichkeit, innerhalb von Sekunden loszurennen, ist ein wesentlicher Bestandteil unserer körperlichen Ur-Information. Diese sollte man nicht vernachlässigen. Auch, wenn wir heute in der Großstadt keinen Raubtieren mehr ausgesetzt sind (außer vielleicht einigen menschlichen ;-), kann es doch vorkommen, dass wir aus irgendeinem Grund plötzlich aus der Ruhe heraus sehr schnell auf ein hohes

Tempo beschleunigen müssen, weil Leib und Leben in Gefahr sind. Wer dann keine Übung darin hat….

Sprints sind die vernachlässigste Trainingsmethode schlechthin. Der Grund: Sprints sind anstrengend, körperlich wie mental. Nimmt man Sprints erst einmal in sein Trainingsprogramm mit auf, so liegt ihr positiver Effekt in dem enormen Kraftzuwachs in der jeweiligen Muskulatur.

Bei Sprints kommen vor allem die schnellzuckenden Muskelfasern zum Zuge. Also die Fasern, die nach außen hin ein straffes und muskulöses Äußeres bilden. Schauen Sie sich einmal die weltbesten Sprinter aller Zeiten an (d.h., sowohl diejenigen von heute als auch diejenigen der Vergangenheit), dann wissen Sie, wovon ich hier rede.

Eine schöne Trainingsmethode für Sprints hatten wir bereits im Vorgängerkapitel erläutert. Sprich: Dass man beim Laufen plötzlich lossprintet. Es ist aber auch möglich, Sprints unabhängig vom Laufen isoliert zu trainieren.

Sprints 1 (Basic)

Man sucht sich eine (gerade) Strecke aus, markiert eine Startlinie, geht mental in sich und sprintet einfach los. Dies kann man 3-5 Mal hintereinander tun.

Sprints 2

Man ändert die Startposition, indem man sich z.B. flach auf den Boden legt und dann plötzlich lossprintet. Hierbei gibt es unterschiedliche Variationsmöglichkeiten, mit unterschiedlichen Startpositionen. Mögliche Varianten: Aus der Hocke, aus dem Sitzen, aus einer geduckten Haltung oder auch stehend, mit dem Rücken der markierten Strecke zugewandt.

Sprints 3

Man muss nicht immer zwingend geradeaus sprinten. Auch hier gilt, Abwechslung ins Training zu bringen. Sprinten im Zick-Zack, sprinten aus der Hocke heraus und dann im Zick-Zack usw.

In Bezug auf ein ausgedehntes Sprint-Training sind keine Grenzen gesetzt. Hier kann man seiner Fantasie freien Lauf lassen und ein abwechslungsreiches Sprint-Training absolvieren.

Kettlebells, Funktionelles Training und Crossfit

Kettlebell, auf Deutsch Kugelhantel, ist ein Trainingsgerät für das freie Gewichtstraining. Sie besteht aus einer Kugel mit einem festen Griffbügel. Die guss- oder schmiedeeiserne Kugelhantel wird in Gewichtsgrößen von 16 kg, 24 kg und 32 kg hergestellt. Im Gegensatz zu den Trainingsgeräten in Fitnessstudios haben die Kugelhanteln den Vorteil, dass man damit ganze Muskelgruppen trainieren kann. Jede Übung ist zugleich auch ein Koordinationstraining. Wenn man die Pause zwischen den einzelnen Übungen (oder Sätzen) kurz hält, kann man auch ein moderates Herz-Kreislaufsystem miteinbeziehen.

Die Anzahl der möglichen Übungen ist nahezu unbegrenzt. Die Wurzeln des Kettlebell-Sports liegen in Russland. Aber auch durch deutsche Kraftsportler und US-Militäreinheiten wurde das Kugelhanteltraining bekannt. Der osteuropäische Kraftsport ist dank der Wiederentdeckung des sogenannten Functional-Trainings (dazu gleich mehr) nun wieder hoch aktuell. Die Kettlebells enthalten keine Verschleißteile, sind daher sehr langlebig und eignen sich auch hervorragend für das Outdoor-Training. Mittlerweile gibt es auf YouTube zahlreiche Videos zum Anschauen und nachmachen. Ebenso bieten mittlerweile zahlreiche Fitness-Studios und Händler von Kettlebells Workshops an, für ein sicheres Hantieren zu Hause oder im Freien. Schauen Sie einfach im Internet.

Kommen wir zum Funktionellen Training.

Funktionelles Training hat seinen Ursprung in der Physiotherapie und wird in Amerika schon seit langem im Leistungssport angewendet. Beim funktionellen Training trainiert man Bewegungen und nicht einzelne Muskeln. Muskeln werden also nicht wie beim Krafttraining isoliert trainiert, sondern als miteinander verbundenes System. Funktionelles Training orientiert sich an natürlicher Bewegung.

Laufen, Springen und Heben sind Beispiele natürlicher Bewegungsabläufe, bei denen unser Körper auf komplexe Art und Weise die unterschiedlichsten Muskeln nutzt.

Ein effektives, funktionelles Training kann aber auch mit kleinen Hilfsmitteln wie z.B. **Gymnastikbällen, Medizinbällen, Seilen, Hocker, Stühlen** usw. erreicht werden. Wie bereits erwähnt, werden beim Funktionellen Training Bewegungsabläufe trainiert und keinerlei Maschinen verwendet.

Crossfit ist ähnlich wie Funktionelles Training aufgebaut, nur wechselt man hier zwischen verschiedenen sportlichen Aktivitäten hin und her. Zum Thema „Funktionelles Training" und „Crossfitness" gibt es bei dem Buchhändler Ihres Vertrauens mittlerweile einiges an guter Literatur sowie zahlreiche Videos auf YouTube.

Paleo Fitness für Fortgeschrittene

Wir haben jetzt mit den Kapiteln **„Paleo Fitness: Krafttraining zu Hause“** und **„Paleo Fitness ‚Laufen‘“** sowie **Sprinten, Kettlebells, Funktionelles Training und Crossfitness** eine solide Grundlage erarbeitet und das ist gut so. Jetzt ist es an der Zeit, das bereits erwähnte Miteinander zu kombinieren und die nächste Stufe der **Paleo Fitness** zu nehmen. Doch bevor wir in die Praxis gehen, müssen wir noch ein wenig philosophisch werden.

Warum braucht der Mensch die Natur?

Ohne Naturerlebnisse und Kontakte mit Landschaften, Wäldern, Pflanzen und Lebewesen würde der Mensch leiden und depressiv werden. Studien haben ergeben, dass der Anblick einer grauen Betonmauer beim Menschen Stress erzeugt, die Aussicht auf eine grüne Wiese aber zu Entspannung führt. Fakt ist auch, dass Menschen, die Haustiere besitzen, gesünder leben als solche ohne Haustiere: Sie können besser mit Stress umgehen, haben einen niedrigeren Blutdruck und erholen sich leichter.

Der Soziobiologe Edward O. Wilson hat es auf den Punkt gebracht:

Der Mensch braucht dringend den Kontakt zur Natur, um seine Gesundheit zu erhalten, den Sinn des Lebens zu finden und um sich zu verwirklichen.

Die Natur kann einen wichtigen Beitrag zur Erhaltung der menschlichen Gesundheit leisten. Sie hat eine große Bedeutung bei der Linderung und Heilung von Krankheiten und einen positiven Effekt auf Erholung und Entspannung von Körper, Geist und Seele. Eine Studie vom Institut für Hygiene und Öffentliche Gesundheit der Universität Bonn im Auftrag des Bundesamtes für Naturschutz belegt, dass Naturschutz einen wichtigen und aktiven Beitrag zum Gesundheitsschutz leisten kann.

Der Mensch besitzt folgende Möglichkeiten, seine Umwelt wahrzunehmen: **Sehen, Riechen, Schmecken und Tasten.**

Ursprünglich bedeutet das Wort **„Sinn“** Reise, Weg.

Dank unserer Sinne reisen wir zu uns selbst, andererseits reisen wir durch unsere Umwelt und nehmen sie durch unsere Sinne wahr. Ohne Sinnesorgane könnten wir uns keine Vorstellung von uns selbst bzw. unserer Umgebung bilden. Wir Menschen brauchen die Natur, denn ohne sie sind wir nichts. Eine künstliche Umgebung, künstliches Licht und künstliches Essen machen uns auf Dauer krank; zwar nicht von heute auf morgen, aber langsam und schleichend. Für Sport, Fitness, Bewegung, wie auch immer man es nennen möchte, benötigt man kein Fitness-Studio, teure Heimtrainer, Pulsuhren oder HighTech-Sportschuhe. Man braucht keine festgelegten Kurszeiten, künstliche ISO-Drinks oder sich gar einem Gruppenzwang zu unterwerfen. Man benötigt Motivation, Spaß an der Bewegung und das, was außerhalb der eigenen vier Wände liegt, nämlich: Wiese,

Wald, Feldwege, (Stadt-)Park, einen See oder zur Not auch einen Spielplatz.

Wie das genau geht, macht uns Erwan Le Corre vor, der Gründer von **„MovNat"**. Erwan Le Corre, Jahrgang 1971, ist gebürtiger Franzose und lebt in den USA. Seine Liebe zur Natur, seine Liebe zur Bewegung im Freien und sein umfangreiches Wissen über Leibeserziehung haben ihn innerhalb der Paleo- und mittlerweile auch in der Fitness-Szene weltberühmt gemacht. MovNat ist laufen, klettern, balancieren, springen, kriechen, schwimmen, kämpfen, Baumstämme und Steine schleppen, treu nach dem Motto:

„Trainiere mit dem, was du hast, wo immer du gerade bist.“

Und genau das ist auch der Kerngedanke von **„Paleo Fitness für Fortgeschrittene“**, nämlich – unabhängig von den Jahreszeiten – hinaus an die frische Luft und die natürlichen (Ur)Bewegungen ausführen, die wir als Kinder so liebten: laufen, springen, klettern, kriechen, sprinten und balancieren. Nutzen Sie hierfür Baumstämme, Steine oder einen schwerbeladenen Rucksack als Utensilien. Es gibt keine Grenzen, keine Regeln und Ihrer Fantasie sind auch hier keine Grenzen gesetzt. Hierzu ein kleiner Exkurs in die Welt der Trivial-Unterhaltung:

1986 kam **„Rocky IV**“ in die Kinos, der vierte Teil einer fiktiven Saga über einen italienischstämmigen Underdog-Athleten aus den USA, der es dank seines Ehrgeizes und

seiner Leidenschaft bis an die Weltspitze des Boxsports geschafft hatte. Diesmal sah ihn die Handlung des Films gegen einen russischen Hünen antreten. Natürlich war dies eine plakative, aber hochexplosive Anspielung auf den damals noch in den Jahren des ausgehenden kalten Krieges schwelenden Ost-West-Konflikt. Interessanter ist allerdings, auf welche Weise diese künstlerisch bemäntelte Polit-Provokation ihre zweckmäßig aufgebaute moralische Dualität „guter Amerikaner" und „böser Russe" bis ins Detail interpretierte:
Während sich der „böse Russe" unter Aufsicht einer Mini-Armee von Physiotherapeuten und hetzerischen Militärs in einem vollklimatisierten, halbdunklen (!) HighTech-Trainingslabor in kurzen Sporthosen an den modernsten Geräten abstrampelte, um sich auf den bevorstehenden „Kampf des Jahrhunderts" vorzubereiten, bevorzugte der „gute Amerikaner" in moderater Winterkleidung das einsame Training in der strahlendweißen (!), kälteklirrenden sibirischen Natur. Z.B. rannte er ganz einfach einen steilen Berg hinauf, während sein Gegner eine Laufband-Rampe mit automatisch sich erhöhendem Steigungswinkel in Angriff nahm – den schweißglänzenden Körper an ein multiples Biosensorik-System gekoppelt, das Körperbelastung, Leistungsfortschritt usw. maß. Man beachte die vorgenommene Zuordnung: Der „Gute" ist derjenige, der im Freien trainiert! So ein Zufall...

Und wie dieser Kampf wohl ausgegangen sein mag!? Na schön, zugegeben, jeder, der Filme solchen Niveaus kennt, weiß natürlich, dass der „Gute" so oder so gewonnen hätte, egal mit welchen Trainingsmethoden. Trotzdem wirken solche Spielszenen im Nachhinein amüsanterweise wie eine prophetische Vorwegnahme des heutigen Trends, nur die Bewegungsformen in freier Natur wieder als die einzig „wahren, guten und schönen“ anzusehen.

Dieser Trend nimmt heute nämlich tatsächlich stetig zu. Wenn Sie in den einschlägigen Internet-Suchmaschinen die richtigen Schlagwörter eingeben, werden Sie auch schnell fündig. Mittlerweile werden zu diesem Thema viele Kurse bzw. Workshops angeboten. Im Anhang finden Sie einige Webseiten-Adressen für weitere Informationen. Aber auch hier gilt, dass man ins Handeln kommen und es ausprobieren sollte – man möge mir wieder einmal den erhobenen Zeigefinger verzeihen ;-)

Paleo und Leistungssport

Leistungssportler haben einen erhöhten Bedarf an Kalorien, daher gelten im Leistungssport die Kohlehydrate als eine der wichtigsten Energiequellen schlecht hin. Das bedeutet jede Menge Nudeln, Müsli, Brot, Reis usw. Doch es geht auch anders. Die Paleo-Ernährungsweise hat mittlerweile auch im Leistungssport Einzug gehalten. Diesen Einzug haben wir vor allem Loren Cordain zu verdanken, der bereits seit vielen Jahren mit Leistungssportlern zusammenarbeitet. Loren Cordain hat mit Joe Friel gemeinsam das Buch: „Das Paläo-Prinzip der gesunden Ernährung im Ausdauersport“ geschrieben.

Joe Friel trainiert seit 1980 Ausdauersportler, darunter Läufer, Triathleten, Radrennfahrer, Mountainbiker, Schwimmer, Ruderer, Skilangläufer sowie Reiter von Ausdauerrennen. Er hat einen Master in Sportwissenschaften und ist eine anerkannte Autorität auf dem Gebiet des Ausdauertrainings. Auf Drängen von Loren Cordain hat er vier Wochen lang die Steinzeiternährung ausprobiert. Joe, zu jenem Zeitpunkt ein starker Verfechter der kohlenhydratreichen Ernährung, war angenehm überrascht, als er nach vier Wochen eine Leistungssteigerung verbuchen konnte. Aufgrund dieser Erfahrung begann er seine Profi-Schützlinge in die Paleo-Ernährung einzuweihen. Sollte jemand Leistungssportler sein, so kann ich ihm dieses Buch wärmstens empfehlen.

Zum Schluss

Paleo Fitness steckt uns Menschen in den Knochen, ob wir es wollen oder nicht. Wir besitzen einen natürlichen Bewegungsdrang, der ausgelebt werden möchte. Dieser natürliche Bewegungsdrang ist maßgebend für die Gesunderhaltung unseres Körpers. Paleo Fitness ist nichts Kompliziertes, man muss es nur tun. Interagieren sie mit der Natur, denn ein wesentlicher Bestandteil unserer Umwelt sind wir selbst. Holen Sie sich ihren natürlichen Bewegungsdrang, den Sie als Kind hatten, wieder zurück. Bei allem Ernst des Lebens, vergessen Sie dabei nicht den Spaß und die Freude mit an Bord zu holen, der Rest kommt dann von ganz allein.

Nebenbei erwähnt: Der Waldkindergarten

Seit einigen Jahren hat sich das Konzept des Waldkindergartens durchgesetzt. Der Waldkindergarten oder Naturkindergarten ist eine Form des Kindergartens, die aus Skandinavien stammt. In Waldkindergärten werden die Kinder zwischen drei und sieben unter freiem Himmel im Wald betreut. Alle Aktivitäten finden draußen statt und das bei jedem Wetter. Gespielt wird mit dem, was der Wald hergibt. Die Kinder können klettern, krabbeln, rennen, sammeln und dürfen sich auch schmutzig machen. Auch fehlt im Waldkindergarten der Lärm- und die Stressbelastung einer herkömmlichen Kita und das macht sich besonders bei der Entwicklung der Kinder bemerkbar.

Die durch die dortigen Bewegungsmöglichkeiten erwirkte Förderung im psychomotorischen Bereich begünstigt nachweislich die Entwicklung der Sprachfähigkeit und des Denkvermögens. Kurz: **Ein Waldkindergarten steht dem Paleo Lifestyle in nichts nach.**

Trainieren Sie Ihr Reizklima

Unsere Vorfahren waren nicht nur der Gefahr durch räuberische Tiere ausgesetzt, sondern auch der Laune der Natur und den Jahreszeiten. Der Körper unserer Vorfahren wurde also mit unterschiedlichen Temperaturen von außen konfrontiert, was einen starken und positiven Einfluss auf das Immunsystem und den Stoffwechsel ausübte. Heute leben wir mit einer Zentralheizung in der Wohnung und einer

Klimaanlage im Auto recht komfortabel. Die durchschnittliche Haustemperatur ist in Europa von 1970 bis 2000 von 13°C auf 18°C gestiegen. In den USA von 18°C auf 24°C. Die gleichen Temperaturen haben wir wiederum im Auto, im Büro, beim Essen im Restaurant und beim Shoppen im Einkaufszentrum. Das heißt, wir Menschen sind alle gleich warm. Bei ständig angenehmen Temperaturen, egal ob Winter oder Sommer, ist für den Körper keine großer Energieaufwand nötig. Der Verbrauch an Energie reduziert sich und ein Überschuss von letzterer kann sich schnell an den Hüften bemerkbar machen. Auch entfällt der Trainingsreiz für das Immunsystem. Werden wir von einem größeren Temperaturunterschied einmal buchstäblich kalt erwischt, kann das träge Immunsystem nicht schnell genug reagieren und eine Erkältung (bzw. Grippe) uns schnell außer Gefecht setzen.

Was bedeutet das für die Praxis?

Besuchen Sie eine Sauna (ein Klassiker) oder auch ein Dampfbad. Gehen Sie des Öfteren bei Wind und Wetter draußen spazieren und lassen Sie sich bei Ihren Spaziergängen nicht abschrecken, wenn es mal bullenheiß oder klirrend kalt ist. Wenn Sie auf der „freien Wildbahn" trainieren, dann reduzieren Sie ihre Klamotten auf ein Minimum und lassen Sie im Auto hin und wieder die Klimaanlage aus. Egal, was Sie tun, setzen Sie sich so oft wie möglich den natürlichen Gezeiten aus und hören Sie endlich auf, über das Wetter zu meckern ;-)

Spielen, Tanzen und Lachen

Wann haben Sie das letzte Mal gespielt, gelacht oder getanzt? Wenn unsere Vorfahren nicht gerade auf der Jagd oder beschäftigt waren, einen neuen Unterschlupf zu bauen, dann waren gesellschaftliche Aktivitäten eine willkommene Abwechslung. Unsere Vorfahren waren sehr musikalisch, das beweisen Funde von sogenannten Höhlenbärenknochen, die so bearbeitet wurden, dass man damit musizieren konnte. Sogenannte Schwirrgeräte, mit denen man einen in der Tonhöhe wechselnden Klang erzeugen konnte, waren sehr beliebt. Auch fand man in französischen Höhlen die ältesten Tanzspuren, die Menschen hinterlassen haben. Es sind unterschiedliche Fußabdrücke, die von Tänzen herrühren. Möglicherweise von Jugendlichen, die bei Initiationsriten tanzten, um in den Kreis der Erwachsenen aufgenommen zu werden.

Tanzen

Der körperliche Ausdruck von Tanzen steckt uns in den Knochen. Wenn kleine Kinder Musik hören, dann bewegen sie sich spontan mit dem Rhythmus der Musik. Der Tanz gehört zu den ältesten kulturellen Ausdrucksformen überhaupt. Wenn der Mensch sich zur Musik bewegt, führt ihn das zu seinen Wurzeln zurück. Und das tut ihm offenbar auch gesundheitlich gut. In einer Studie der Laval University im kanadischen Quebec verbesserte ein mehrtägiges Tanztraining die Leistungen von Herz und Kreislauf. Auch zeigten die Testpersonen erheblich bessere psychologische

Werte in Bezug auf Müdigkeit, Depressionen, Angstzustände und Verspannungen.

Lachen

„Das Glück kommt zu denen, die lachen“, sagt ein japanisches Sprichwort. Beim Lachen steigt die Sauerstoffversorgung des Gehirns, Glückshormone werden freigesetzt und befreien angestaute Emotionen. Lachen ist die beste Medizin, sagt der Volksmund. Während Kinder 400 Mal pro Tag lachen, schaffen Erwachsene durchschnittlich nicht mehr als 15 Lacher täglich.

Fazit:

Wir alle stecken – der eine mehr, der andere weniger – im sogenannten Alltagstrott fest. Beruf, familiäre Verpflichtungen und andere Dinge halten uns ständig auf Trab, mit der Gefahr, den Körper auf Dauer mit schwerwiegenden gesundheitlichen Folgen zu stressen. Daher nutzen Sie die Zeit sinnvoll und verbringen Ihre wertvolle Lebenszeit mit den Menschen, die Sie lieben und mögen, mit Tanz und Spiel. Nehmen Sie das Leben nicht zu ernst und fangen Sie wieder öfters an, zu lachen. Ihr Geist und Ihre Seele werden es Ihnen danken. Die Tipps mögen banal oder gar billig klingen, aber oft sind die Dinge einfacher, als man denkt.

PALEO Lifestyle Teil III

Spirit

Einleitung

Jeder Mensch hat naturgemäß eine spirituelle Seite, sofern er nach einem Sinn und Wert sucht. **Spiritualität ist weder eine esoterische noch religiöse Praktik**, sondern eine grundlegende Dimension des Menschseins. Damit ist Spiritualität auch kein Reservat von Gurus, Religionsstiftern oder Propheten. Intuitiv wissen wir Menschen, dass wir mehr sind als nur unser Körper.

Jeder Einzelne sucht auf seine Art nach dem Sinn seines Lebens. Spiritualität erfasst das Ganze und steht außerhalb der materiellen Welt, klammert aber das Materielle nicht gänzlich aus. Spirituell zu sein bedeutet, sich mit geistigen Werten und den kosmischen Kräften zu beschäftigen und auch Dinge zu erfassen, die für andere nicht begreifbar sind. Auf was möchte ich hinaus?

In Teil I und Teil II haben wir uns mit jenen Dingen befasst, die greifbar und, nach heutigem Kenntnisstand, in der Regel durch Studien wissenschaftlich belegbar sind. Doch nicht alles lässt sich nach derzeitigen wissenschaftlichen Erkenntnissen in eine vollkommene materialistische Weltanschauung pressen. Viele Dinge spielen sich außerhalb unserer bewussten Wahrnehmung ab und haben dennoch ihre Daseinsberechtigung, auch wenn man diese nach heutigem Maßstäben (noch) nicht erfassen kann. Das Problem ist vor allem, dass man in der heutigen Gesellschaft immer noch in der mittelalterlichen Vorstellung lebt und handelt, die Natur und das ganze Leben würde einer linearen, mechanistischen Logik folgen. Die Erkenntnisse der heutigen Quantenphysik offenbaren eine völlig andere Sichtweise bzw. Blickwinkel. Deren ausschlaggebende Aussage hat Albert Einstein einmal sehr zutreffend beschrieben. Er sagte: **„Alles im Universum hängt mit allem zusammen".** Sprich: Auf der Ebene der subatomaren Teilchen findet im gesamten Universum ein ständiger Austausch von Informationen statt. Sie sind in der Lage, unvorstellbar große Informationsmengen zu speichern, oder auf den Nenner gebracht: „Das Universum hat ein Gedächtnis“.

Schon die alten Naturvölker (Hopi, Navajos, Mayas, Aborigines usw.) haben gewusst, dass die Welt um uns herum Gefühle und Empfindungen widerspiegelt, die wir in uns tragen. Es ist bekannt, dass Gefühle als sehr feine Energie unser Immunsystem beeinflussen, und seit Albert Einstein u.a. wissen wir, dass jede Materie im Grunde aus reiner Energie besteht.

Alles ist Energie und alles ist miteinander vernetzt. Das, was Wissenschaftler, vor allem Quantenphysiker, in den letzten Jahren eindeckt haben, war den alten Schamanen, Magiern und Weisen schon immer bekannt und bewusst. Wir stehen an der Schwelle zu einem neuen Weltbewusstsein, was sich nach und nach in unserer Gesellschaft manifestiert. Wir reden hier nicht von Pseudowissenschaft oder gar von Esoterik. Natürlich wehrt sich die alte Riege der

Wissenschaft und versucht mit allen Mitteln und Wegen, viele bahnbrechenden Erkenntnisse in der Quantenphysik lächerlich zu machen. Am Ende wird sich die Wahrheit immer durchsetzen. Es ist immer nur eine Frage der Zeit.

Die Jäger und Sammler der Altsteinzeit lebten von der Jagd und dem Sammeln von Früchten, Gemüse usw. Es gab weder die Möglichkeit der Vorratshaltung, dauerhaften Besitzes oder eines stabilen Wohnsitzes. Ihr Leben hing von dem ab, was die Natur ihnen gab. Aus dieser Weltsicht der Dinge entwickelten unsere Vorfahren eine mythische und enge Beziehung zu ihrem Land, zur Natur und zu den Tieren, mit denen sie über Totemverwandtschaften genauso verbunden waren wie mit den Bäumen, Wasserquellen, Bergen, dem Himmel, den Sternen und allem Lebendigen, das sie ständig umgab. Ihre Umwelt war voll von magischen und geheimnisvollen Kräften, wobei die Jagdtiere allgegenwärtig waren, obwohl oder gerade weil sie getötet wurden und auf diese Weise die Menschen nährten.

Der heutige Menschen und seine Beziehung zur Natur

Die Beziehung der Naturvölker zur Natur war immer eng verbunden mit der Einsicht, ein Teil dieser Welt zu sein. Der Mensch isoliert und getrennt von der Natur war nie ein Bestandteil ihrer Sichtweise, sondern immer geprägt von Respekt und Achtung vor jenen Dingen, die Mutter Erde für sie bereitstellte. Daher wurde nur das genommen, was zum Überleben dienlich war, immer mit dem Hintergedanken, Mutter Erde dafür Respekt und Achtung zu zollen. Die Auffassung vom Menschen als Teil der Natur steht in krassem Gegensatz zu dem in Deutschland (oder in anderen sogenannten zivilisierten Nationen) weit verbreiteten Naturbild.

Menschen nehmen die Natur zunehmend nicht mehr als ausgewogenes und notwendiges Lebensgefüge wahr. Gerade der heutigen heranwachsende Generation mangelt es an Wissen über die Natur und die Zusammenhänge innerhalb eines sensiblen Gefüges.

Gerade den Kindern der heutigen Zeit fehlt es an realen Naturerlebnissen. Immer weniger Kinder klettern noch auf Bäume, angeln mit einer selbstgebastelten Angel im See oder spielen im Wald Verstecken. Gründe hierfür gibt es viele. Zum einem hat die Technik- und Medienlandschaft die Aktivitäten der Kinder und Jugendlichen komplett ins Kinder- und Jugendzimmer (Wohnzimmer) verlagert, nach dem Motto: *„Ich spiele lieber drinnen, denn da gibt es Steckdosen."*

Zum anderen sind da die Eltern, deren gluckenhaftes Verhalten aus Angst vor zahlreichen Gefahren (z.B. Zecken, herabfallende Äste, Angriff eines Bengalischen Tigers usw.) ihren Kindern das Naturerlebnis komplett vorenthält. Das Ergebnis: Die Gleichgültigkeit gegenüber der Natur und der Umwelt. So lange der Mensch sich gedanklich außerhalb der Natur sieht, solange ist die Umwelt dem egozentrischen Verhalten des Menschen ausgesetzt. Das bedeutet im Klartext: „Naturverbundenheit und Umweltschutz beginnt zuallererst im Kopf und nicht mit einer 50-Euro-Spende an Greenpeace".

Paleo-„Spirit"-Blickwinkel

Schon lange brauchen wir eine veränderte Sichtweise in Bezug auf den Blickwinkel **„Mensch und Umwelt"**. Die Verarmung und der Verfall der menschlichen Spiritualität haben uns so weit gebracht, dass wir vergessen haben, wo unsere Wurzeln liegen. Dieser Prozess erstreckt sich bereits über Jahrhunderte. Man hört zwar ständig über einen Paradigmenwechsel in Technik und Wissenschaft, aber nur die Wiederentdeckung der alten Paradigmen wie des Respektes und der Achtung Mutter Erde gegenüber kann eine Wende bringen. **Die Lösung liegt somit in der Vergangenheit, anwendbar für die Zukunft.** Durch die materialistische Sichtweise, die mit der Industrialisierung begonnen hatte, hat die menschliche Seele ihre Bedeutung verloren, alles funktioniert rein rational.

Die Verantwortung für sich selbst, für das eigene Handeln wurde schon lange abgegeben an Institutionen und Autoritäten wie Kirche, Politiker, Ärzte usw. Dadurch ging auch die Verbindung zur Natur verloren und eine weltweite Zerstörung des ökologischen Gleichgewichts konnte ungehindert ihren Lauf nehmen.

Unser Leben heute ist ein Produkt der Wissenschaft und Technik. Der Gedanke, man könne dies alles verweigern und zu einer Art Stammesleben zurückkehren, ist freilich eine Illusion. Das wäre nicht möglich, und auch in einigen Fällen nicht gewollt. Als einzelne Person ist es ohnehin schwierig, die Welt zu retten, aber mit kleinen Handlungen (dazu später mehr) kann man schnell als Vorbild dienen und damit bei seinen Mitmenschen eine positive Kettenreaktion auslösen. Wie bereits erwähnt, ist erst die gedankliche Grundhaltung Mensch-Umwelt neu zu überdenken und somit als Fundament für spätere Handlungen unerlässlich. Hierzu wenden wir uns zwei unterschiedlichen Themenbereichen zu, die viel mehr gemeinsam haben, als es von vornherein den Anschein hat. Nämlich der Quantenphysik und der (Natur-)Religion der Naturvölker.

Naturvölker, Mutter Erde und das Morphogenetische Feld

Naturvölker empfinden sich als Teil Ihrer Umwelt und ihres Ökosystems und somit kennen sie den Wert an sich, den es zu bewahren gilt. Das kommt daher, dass sie sich ja selbst als ein Teil davon sehen. Eine solche Vorstellung ist in der zivilisierten Welt nicht vorhanden oder allenfalls sehr schwach entwickelt. Naturvölker hatten/haben die Gabe, mit der Natur zu sprechen. Die Aborigines wussten immer intuitiv, wo Wasser zu finden ist. Die Lakota-Indianer (besser bekannt als die „Sioux"), voran die Medizinmänner, fanden immer exakt das Kraut, das benötigt wurde, um eine bestimmte Krankheit zu heilen. In beiden Beispielen wurde mit der Natur, mit Mutter Erde, über den geistigen Äther Kontakt aufgenommen. Was sich für einen rational denkenden Menschen wie absoluter Unfug anhört, findet eine Erklärung in der Quantenphysik bzw. in dem Modell des sogenannten Morphogenetischen Feldes.

Der Begriff **„Morphogenetische Felder“** wurde von dem britischen Biologen Rupert Sheldrake bereits in den 80er Jahren des vergangenen Jh. geprägt. Rupert Sheldrake geht davon aus, dass es einen unterbewussten Informationskanal für alle Lebewesen einer Spezies gibt. Oder anders formuliert, eine Art weltweites biologisches Informations- und Organisationsystem, das die Erde wie ein Netz umspannt. Alle Lebewesen auf dieser Erde bilden Erfahrungen und Eigenschaften, die in das Morphogenetische Feld einfließen. In diesem Feld stehen jedem Lebewesen die Erfahrungen, Fähigkeiten und Fertigkeiten eines jeden anderen Lebewesens unbewusst zur Verfügung. Die Evolution einer jeweiligen Spezies wird durch die mehrfach gesammelten Erfahrungen einer gewissen Anzahl von Einzelwesen dieser Spezies beeinflusst.

Das bedeutet, dass erworbene Eigenschaften evolutionär an andere Lebewesen weitergegeben werden. So sehr das für manche wie abgedrehtes Gedankengut einer Minderheit von Verrückten klingen mag – eine solche Vorstellung führt längst kein Schattendasein mehr: Immerhin wirkte sie offensichtlich sehr inspirierend auf die Macher des vielbeachteten Science-Fiction-Films „Avatar“ (2010). Dieser spielt hauptsächlich auf einem Planeten, dessen Ureinwohner mit der Natur ihrer Welt über ein komplexes bioenergetisches System vernetzt sind, über das sich Informationen über tägliche Lebensroutine bis zu existenzrelevantem Freud und Leid sowie sogar komplette (Regenerations-)Prozesse unmittelbar kollektiv oder auch individuell übertragen lassen. Über die Ernsthaftigkeit tieferen oder gar wissenschaftlichen Anspruchs solcher geradezu poetischen Konzepte lässt sich angesichts des vordringlichen Unterhaltungswertes dieser Produktion natürlich streiten; eindeutig zur „Message" des Films gehört jedoch der gleichermaßen allgegenwärtige Appell zur Rückbesinnung auf humanitäre und „umweltfreundliche" Werte (Freiheit, Gleichheit, Brüderlichkeit, Friede/Pazifismus, Einklang mit und Respekt vor der Natur usw.).

Macht ein Wissenschaftler eine bisher unbekannte Entdeckung, fließen die Erfahrung und die Information seiner Entdeckung in das Morphogenetische Feld der Menschheit ein. Forschern, die nach derselben Entdeckung trachten bzw. arbeiten, wird es mittels des Morphogenetischen Feldes erleichtert, in ihrer Forschung den Durchbruch zu erreichen. Dass wichtige Entdeckungen unabhängig voneinander gleichzeitig in den verschiedensten Ecken der Welt gemacht wurden, passierte schon mehrmals in unserer Geschichte.

Über das Morphogenetische Feld ist also alles vernetzt und gespeichert: jeder einzelne Mensch, jede Handlung, jeder Gedanke, einfach alles. Hinter dem Morphogenetischen Feld steckt eine göttliche Ordnung, eine schöpferische Kraft, die hinter all den Dingen steht. Sehr alte Kulturen und die noch verbleibenden Naturvölker wussten diese Fähigkeiten zu nutzen. Dies zeigen uns Felsenmalereien oder auch die telepathische Verständigung der australischen Ureinwohner der Aborigines. Daher war es nie abwegig zu sagen, das Naturvölker mit Mutter Erde reden konnten oder es heute noch teilweise tun.

Auf den Punkt gebracht:

Der erste und der wichtigste Schritt wäre, dass wir uns wieder als einen festen Bestandteil der Natur sehen sollten. Wir stehen weder darüber noch darunter, sondern mittendrin. Wir sind ein Teil dieser Welt, ein Teil des Ganzen. Der Gedanke: **„Natur-Mensch“** sollte in uns fest verankert sein, denn aus diesem Blickwinkel heraus wird unser Handeln beeinflusst. Nur, weil wir ein Ich-Bewusstsein besitzen, gibt uns das nicht das Recht, Mutter Erde in allen Facetten auszubeuten nach dem Motto “Nach uns die Sintflut“. Der Gedanke „Mensch-Natur“ sollte daher als eine feste Größe in unser Weltbild integriert sein.

Statt sich mit langsamen Schritten von der Natur zu entfernen, ist hier wieder eine sinnvolle Annäherung das einzig Richtige.

"Wenn man das Werk eines anderen Menschen zerstört, nennt man das Vandalismus, zerstört man dagegen das Werk der Natur oder Gottes, spricht man von Fortschritt."

(Jane Goodall)

Paleo „Spirit" in der Praxis

Respektiere „Mutter Erde"

Integriere in Dein Bewusstsein, das Du ein fester Bestandteil der Natur bist. Damit verbunden ist die Verantwortung für Deine Umwelt ein fester Bestandteil Deines Tuns. Respektiere die Natur, jede Art von Lebewesen auf dieser Erde sowie Deine Mitmenschen.

Das „Wir-Gefühl"

Wir Menschen können nicht ohne andere Menschen leben. Viele amerikanische Indianer kennen aufgrund ihres Gemeinschaftssinns kein Wort für „Ich" oder „mein". Das Miteinander und der Gemeinschaftssinn sollte daher den gleichen Stellenwert besitzen wie das einzelne Individuum. Ohne das eine kann das andere nicht existieren.

Umweltschutz und Paleo Lifestyle

Durch die Paleo-Ernährungsansätze ist es möglich, viele seiner Lebensmittel innerhalb der Region zu kaufen. Das wiederum hat einen kleinen Einfluss auf vielfach unnötig lange Transportwege, überbrücke man diese per LKW oder per Flugzeug. Besorgt man den Löwenanteil an Lebensmitteln auf dem wöchentlichen Bauernmarkt, kann so auf unnötige Plastikverpackungen usw. verzichtet werden und das Geld fließt direkt zu den Erzeugern – und nicht zu den großen Nahrungsmittelindustrien. Laufen ist ein fester Bestandteil von Paleo Fitness. Das Auto öfter stehen lassen schont den Geldbeutel in Bezug auf die ständig steigende Spritpreise; des Weiteren verpestet man mit seinem Auto weniger die Umwelt.

Natürlich gibt es hier weit mehr Möglichkeiten, aktiv am Umweltschutz teilzunehmen als hier geschildet. Auch mögen die genannten Tipps ein wenig naiv klingen, aber nichts im Leben muss hochkompliziert sein. Manchmal sind es auch die kleinen Dinge (auch in der Summe), die zu einer Veränderung führen können.

Naturmeditation

Ein kleiner Spaziergang durch die Natur kann Wellness pur sein. Das Rauschen eines kleinen Baches, Vogelgezwitscher, das Beobachten von vorbeiziehenden Wolken und der Geruch von grünem Gras sind in der Lage, innere (Ver)Spannungen zu lösen. Dazu müssen wir uns nicht einmal anstrengen. Alles, was man benötigt, ist Vertrauen und eine gewisse Offenheit.

Die Voraussetzung für Meditation ist in der Regel geistige Konzentration und körperliche Entspannung. Und genau diese beiden Komponenten sind in der Natur schneller möglich als in einer lärmenden Großstadt. Eine schöne und unkomplizierte Meditation ist die sogenannte „Baummeditation".

Kleiner Exkurs: Was ist Meditieren bzw. Meditation?

Meditation ist eine von vielen Kulturen praktizierte Methode, um das Bewusstsein zu erweitern, den Geist zu beruhigen und zu sammeln. Die durch Meditation erreichten Bewusstseinszustände werden, je nach Tradition unterschiedlich bezeichnet. Einige Beispiele davon sind Stille oder "frei von Gedanken sein".

Zahlreiche Studien belegen die positive Wirkung von Meditation, welche in Verbindung steht mit vorteilhafter Auswirkung auf bestimmte körperliche Vorgänge.

Die Baummeditation

Wer sich schon einmal die Zeit genommen hat, einen Baum genauer zu betrachten, der wird feststellen, dass keiner dem anderen gleicht. Berührt man unterschiedliche Bäume, merkt man auch, dass sie sich unterschiedlich anfühlen. Ein Baum strahlt Kraft, Anmut und Leben aus. Daher dienen Bäume auch hervorragend als Stütze zur Meditation.

Wie kann eine Baummeditation aussehen? (Anleitung)

Diese Meditation wird im Stehen ausgeführt. Sie kann im Haus oder an der frischen Luft durchgeführt werden. Ich empfehle immer, nach draußen zu gehen.

Stelle Dich mit leicht gespreizten Beinen hin. Schließe die Augen und beginne, auf Deinen Atem zu hören. Versuche,

Dich zu entspannen. Stelle Dir bildhaft vor, wie Dein Körper zu einem Baum wird. Verlege die Konzentration auf deine Füße. Dein Körper wird zu einem Baumstamm und Deine Füße zu Wurzeln. Du fühlst, wie sich die Wurzeln nun mit dem Erdboden verbinden und mit jedem Ausatmen tiefer in die Erde eindringen. Deine Wurzeln gleiten immer tiefer und tiefer. Du nimmst einen erdigen Geruch wahr. Deine Wurzeln haben nun diesen Energiepunkt erreicht. Du spürst jetzt eine Wärme, die von diesem Punkt ausgeht. Die Wärme steigt entlang der Wurzeln hinauf zu Dir. Ziehe mit Deinen Füßen das gleißende Licht, die Energie zu Dir in Deinen Stamm, in Deinen Körper.

Die Energie erreicht jetzt deine Arme. Du spürst, wie aus Deinen Armen Äste werden. Auch aus Deinem Kopf, welcher nun ebenfalls mit der Energie eingehüllt ist, wachsen Äste. Sie werden immer größer und mächtiger. Von den dicken Ästen, die nun aus Deinen Armen und aus deinem Kopf gewachsen sind, sprießen, dünne Weidenzweige. Sie sind voll mit grünen Blättern. Über Dir entsteht nun eine mächtige Krone. Du bist jetzt ein starker Baum.

Du spürst die kraftvolle Energie, die noch immer aus den Wurzeln kommt, in Dir fließen. Du fühlst eine Macht, eine Macht der Beständigkeit sowie eine Macht des Lebens. Du fühlst dich jetzt angereichert mit kraftvoller Energie. Mit jedem Atemzug merkst Du, wie noch mehr Energie in Dir aufsteigt. Atme weiter langsam und kontrolliert ein und aus.

Mit jedem Einatmen zieht sich ein Ast mit seinen Zweigen und grünen Blättern langsam wieder in Deinen Körper hinein. Du verwandelst Dich langsam wieder in einen Menschen. Dein Kopf ist nun wieder sichtbar und auch an Deinen Armen ziehen sich die Äste mit jedem Einatmen weiter zurück. Du spürst den Stamm, der langsam wieder zu Deinen Füßen wird. Gleite noch einmal hinab zum gleißenden Punkt an den Wurzeln. Löse nun die Verbindung mit der Erdenergie und lasse die Wurzeln langsam wieder zurück zu Deinen Füßen wandern. Sie treten wieder aus der Erde hervor und verschwinden mit dem nächsten Einatmen wieder in Deine Füße. Du bist nun wieder im Hier und Jetzt.

Die Aussöhnung mit dem getöteten Tier

Inwieweit unsere Steinzeitvorfahren eine Aussöhnung mit dem erlegten Tier suchten (sich bedankten), ist nicht bekannt, lassen wir daher diese Aussage im Raum stehen. Der indianische Jäger tötete ein Tier nie aus purer Jagdleidenschaft, sondern nur um sich, seine Familie, seinen Stamm zu ernähren.

Charles Eastman, ein Oglala-Sioux, erläutert dazu in seinem Buch "Die Seele des Indianers": *"Der Indianer wollte gerne in eine innige seelische Verbindung mit seinem Bruderwesen im Tierreich kommen, deren stumme Seelen für ihn etwas von der sündenlosen Reinheit hatten, die wir dem unschuldigen, noch unverantwortlichen Kinde zuschreiben. Er glaubte an ihre Instinkte als eine geheimnisvolle, von oben eingegebene Weisheit, und während er demütig das-*

nach seinem Gefühl freiwillige Opfer ihrer Leiber zur Erhaltung seines eigenen Körpers annahm, huldigte er ihren abgeschiedenen Geistern durch Gebet und Opfer."

Solche Rituale, um sich mit dem Geist eines getöteten Tieres auszusöhnen, findet man bei fast allen Naturvölkern. Sie zeigen die Verbundenheit mit der Natur und allen Lebewesen darin. Im Vergleich dazu ist das Töten von Tieren bei den sogenannten Hobbyjägern mit dem einzigen Zweck der Zurschaustellung der erlegten Beute schlichtweg respektlos und sinnlos.

Durch ein Tischgebet (mit oder ohne religiösen Charakter) kann man bei Fleischgerichten, dem Tier dafür danken, dass es sein Leben für einen gegeben hat und dies mit Respekt vergelten. Das Tischgebet kann in Form eines Textes aufgesagt werden oder auch in Form eines innerlichen Monologs. Tischgebete haben weit mehr als nur Religionscharakter. Mit einem positiven Tischgebet ist es möglich, dem Essen eine positive Note (Energie) zu verleihen.

Die Kraft der Sonne

Ohne die Sonne wäre Leben auf dieser Erde unmöglich. Fast die gesamte Evolution hat im Licht der Sonne stattgefunden. Daher brauchen fast alle Lebewesen, der Mensch mit eingeschlossen, die Sonne, um zu (über)leben.

Wenn Sonnenstrahlen die Haut treffen, wird Vitamin D gebildet. Genauer gesagt, wird mit Hilfe der Sonne von der

Haut Vitamin D3 selbst erzeugt. Da wir zu über 80 % des Vitamin D über die Sonne aufnehmen, ist die Sonne für uns die wichtigste Vitamin-D-Versorgung. Deshalb ist es auch wichtig, sich ausreichend an der frischen Luft und unter freiem Himmel zu bewegen. Leider hat der Ruf der Sonne in den letzten Jahren merklich gelitten. Das kommt daher, dass mit Sonnenlicht der gefährliche Hautkrebs in Verbindung gebracht wird. Ist das wirklich berechtigt?

Die Lichtstrahlen lassen sich in UVA-, UVB- und UVC-Strahlen einteilen. UVA-Strahlen sind langwellig und können dadurch tiefer in die Haut eindringen. Sie bräunen, bauen aber für den Körper keinen Lichtschutz auf.

Das UVB-Licht ist kurzwelliger und kann nicht so tief eindringen. Durch geringe Dosen bildet die Haut eine Art Lichtschwiele, sprich: Eine Verdickung der obersten Hautschicht. Sie wirkt wie ein natürlicher Sonnenschutz. Des Weiteren sind die UVB-Strahlen für die Bildung von Vitamin D verantwortlich.

Das Paradoxe ist, dass UVB-Strahlen für Hautkrebs verantwortlich sind, aber gleichzeitig den Schutz vor der Sonne aktivieren (also vor Krebs) und das Vitamin D bilden, das vor Krebs schützt. Natürlich liegt das Gift in der Dosierung. Es macht wohl einen Unterschied, ob ich Stunden ungeschützt, evtl. jeden Tag, in der Sonne liege, oder mich (je nach Hauttyp) wohldosiert der Sonne ausliefere. Tiere, die in Ländern mit sehr viel Sonne leben, liegen in der Mittagszeit im Schatten und folgen so ihrem natürlichen Instinkt.

Die Menschen jedoch, gerade Urlauber, liegen um diese Uhrzeit prall in der Sonne und das ohne Verstand.

Natürlich gilt als optimal, vor dem Urlaub den Körper in Maßen der Sonne auszusetzten, damit dieser die Möglichkeit hat, einen aktiven Sonnenschutz aufzubauen. Ist das nicht möglich, sollte man im Urlaub Schritt für Schritt die Sonnenminuten erhöhen. Die eigentliche Bräunung (Schutz) beginnt erst nach 72 Stunden. Dann erst beginnen die Hautzellen Melanin zu bilden, das in der Lage ist, die UV-Strahlen zu absorbieren. Sonnencremes bieten zwar einen Schutz vor UVB-Strahlen, stehen aber auch in der Kritik. Kontrovers wird die Möglichkeit diskutiert, dass durch die Nutzung von Sonnenschutzmitteln das Risiko für die Entwicklung von Hautkrebs sogar erhöht wird. Was bedeutet das? Wir brauchen die Sonne für unsere Gesundheit, für unser Gemüt. Auch hier gilt, die Dosis macht das Gift.

Die spirituelle Sonne

Unsere Vorfahren wie auch damalige Naturvölker hatten eine große Ehrfurcht vor der Natur und ihren Kräften. Tagtäglich waren sie den Naturereignissen ausgesetzt, lebten in, mit und von der Natur und suchten Erklärungen für das, was um sie herum ständig vorging. Ihnen war auch die starke Abhängigkeit von der Sonne bewusst. Die Anbetung der Sonne als mächtiger Gott und Schöpfer allen Lebens findet man in vielen Hochkulturen. Schöpfungsmythen gibt es seit Anbeginn der Menschheit und auf sämtlichen Kontinenten.

Ein kleines Sonnenritual für die Praxis

Auch hier gilt zu versuchen, die Sonne aus einem anderen Blickwinkel zu betrachten. Bewusst einen Sonnenaufgang oder Sonnenuntergang wahrzunehmen, und das Bild in sich wirken zu lassen. Es gilt, Achtsamkeit zu lernen und unserer Umwelt Respekt und Achtung zu schenken. Als ich vor Jahren Indianer (Native Americans) in South Dakota besuchte, war ein Sonnenuntergang bzw. -aufgang immer ein gemeinsames Ritual. Man saß zusammen auf dem Boden, schwieg und betrachtete mit voller Achtung und Liebe die Sonne, die langsam und majestätisch hinter dem Horizont auf bzw. unterging. Während des Rituals merkte man an sich selbst, wie ruhig und entspannt man wurde. Der ganze Akt war wie eine kleine Meditation für Körper, Geist und Seele.

Paleo Spirit, eine Zusammenfassung

Paleo Spirit ist, wie das ganze Paleo-System an sich, eine mögliche Weltanschauung. Das primäre Ziel ist, sich als Mensch, als Teil eines Ganzen zu betrachten und Dinge zu erfassen, die außerhalb unserer bewussten Wahrnehmung liegen. Dabei sollte man hin und wieder die Ratio ausschalten und mit dem Herzen fühlen, auch wenn sich das kitschig anhört. Wie bereits zu Anfang erwähnt, lässt sich nicht alles im Leben rein materialistisch erfassen. Hierzu eine kleine Anekdote:

Als Albert Einstein vor einem Publikum seine Relativitätstheorie vorstellte, sprach ein Wissenschaftler in der Menge so laut, dass es alle mithören konnten:
„Wissen Sie, Herr Einstein, ich traue nur meinem gesunden Menschenverstand und glaube nur das, was ich sehe".
Einstein erwiderte: „Dann kommen Sie bitte nach vorne und legen sie Ihren gesunden Menschenverstand auf den Tisch, damit ich ihn sehen kann."

Nicht alles können wir mit unseren fünf Sinnen erfassen. Nicht alles liegt offen ausgebreitet vor uns, so dass wir danach greifen können. Vieles liegt außerhalb unseres Verstandes und kann mit herkömmlichem Formelwerk nicht erfasst werden. Dennoch haben die Themen in diesem Kapitel ihre Daseinsberechtigung und das ist auch gut so. Wie es schon in William Shakespeares „Hamlet" steht: „Es gibt mehr Dinge zwischen Himmel und Erde, als unsere Schulweisheit sich träumen lässt."

Soll heißen: **Öffne Dich für Neues – für neue Erkenntnisse, für Erfahrungen und Wissen, das außerhalb unseres Schulsystems liegt.** Bilde Dir eine eigene Meinung und ignoriere Menschen, die ständig nur Negatives zu berichten haben. Wenn Du das kannst, wenn Du in der Lage bist, „um die Ecke" zu denken, mit der Seele zu kommunizieren, dann ist in Deinem Leben sehr viel mehr möglich, als Du ahnst.

Wo geht die Reise hin?

Es ist die Quelle des Lebens und zugleich ein Phänomen: **Das Licht**.

Menschen, Tiere und Pflanzen speichern Licht-Energie und geben sie wieder ab. Eine geheimnisvolle Kraft, die nicht nur die Qualität unserer Nahrungsmittel, sondern auch unsere Gesundheit beeinflusst. Siehe auch die vorangegangenen Kapitel „Die Kraft der Sonne"; „Die spirituelle Sonne". In den 70er Jahren des 20. Jh. konnte die Existenz von Biophotonen von Professor Fritz A. Popp nachgewiesen werden. Biophotonen sind winzige Lichtteilchen, die in allen lebenden Organismen als Informationsträger vorhanden sind.

Das Biophotonen-Licht ist zwar sehr schwaches Licht, aber mit hochempfindlichen Lichtmessgeräten nachweisbar. Ob eine Zelle gesund, krank oder sogar schon tot ist, lässt sich daran erkennen, inwieweit jene Zelle Licht speichern und weitergeben kann. Diese Fähigkeit hängt auch bei Lebensmitteln von verschiedenen Faktoren ab, wie der Anbaumethode, Genetik und der Auswirkung der Sonne auf die jeweiligen Pflanzen.

Die Existenz der Biophotonen-Strahlung ist mittlerweile international anerkannt und wird an vielen Hochschulen erforscht. Dank dieser Lichtmessungen kann heute eindeutig nachgewiesen werden, ob z.B. ein Hühnerei unter Freilandlandbedingungen oder in einer Legebatterie erzeugt wurde. Ob ein Salatblatt im Gewächshaus oder unter natürlichem Licht gewachsen ist. Gesunde, biologische Lebensmittel weisen eine deutlich höhere Biophotonenstrahlung auf als Treibhausware und somit lässt sich überprüfen, ob es sich um echte Bio-Lebensmittel handelt oder nicht.

Biophotonen, das Licht, das es in seiner reinsten Form gibt, ist auch biochemisch vorhanden, und zwar umgewandelt in Form von Kohlehydraten. Beispielsweise Brokkoli: Die darin enthaltenen Kohlehydrate sind vereinfacht nichts anderes als Zucker; eine Verbindung von Kohlenstoff, Wasserstoff und Sauerstoff. Im menschlichen Körper zersetzt diese sich in ihre Bestandteile Kohlendioxid und Wasser. Kohlendioxid scheiden wir über die Atmung aus, Wasser über den Urin und die Haut.

Vom Zucker in unserem Körper bleibt letztendlich nichts anderes übrig als Lichtenergie. Diese chemisch gespeicherte Sonnenenergie, die ursprünglich vom Chlorophyll der Pflanzen aufgenommen wurde, wird wieder freigesetzt. Chlorophyll ist der einzige Stoff in der Natur, der Sonnenlicht speichern kann. Es fängt dessen Energie ein und speichert sie in der Pflanze. Ohne diesen Vorgang könnte überhaupt kein Leben auf der Erdoberfläche existieren. Weil sich alle Tiere und Menschen direkt oder indirekt von Pflanzen ernähren, essen wir indirekt Sonnenlicht. Unterm Strich geht es hier nicht um Eiweiße, Fette oder Kohlehydrate. Es geht um (Sonnen-)Energie in ihrer reinsten Form.

Patrik Baboumian, ein armenischstämmiger hessischer Kraftsportler, holte sich bei den Strongman-Meisterschaften den Titel **"Stärkster Mann Deutschlands".** Patrik entspricht komplett dem Klischee des bulligen Kraftsportlers. Was aber erstaunt, Patrik Baboumina ist Veganer und ernährt sich überwiegend von pflanzlicher Kost. Wenn man die Arbeiten von Dr. Popp betrachtet, kann man sagen, Patrik Baboumian bezieht seine Kraft aus reiner Sonnenenergie.

Die Studien und Arbeiten von Dr. Popp stehen noch am Anfang und können in naher Zukunft unser gesamtes Weltbild auf den Kopf stellen. Mit diesem Abschlusskapitel möchte ich zum Um-die-Ecke- und zum Nachdenken anregen. Fakt ist, nichts ist in Stein gemeißelt.

Nachwort

Paleo-Ernährung – Fitness und Spirit umfasst für sich als Ganzes ein mögliches Weltbild und kann komplett oder in einzelnen Komponenten mit einfachen Schritten ins eigene Leben integriert werden. Paleo ist und sollte keine Ersatz-Religion sein. Auch keine Ideologie, die es akribisch zu verteidigen gilt. Paleo heißt auch nicht: "Zurück in die Höhle mit Keule und Fackel". Ich möchte mit diesem Buch eine Brücke schlagen, zwischen Vergangenheit, Gegenwart und Zukunft, denn nicht alles war in der Vergangenheit schlecht und nicht alles ist in der Gegenwart (Zukunft) gut.

Paleo ist und kann für einen selbst als Leitbild dienen, mit dem Ziel der persönlichen Gesunderhaltung und dies für Körper, Geist und Seele.

Paleo ist, basierend auf Studien, etwas spitz formuliert, eine artgerechte Haltung für den Menschen von heute. Allen voran die Ernährung, die als eine wichtige Stütze unter den Paleo-Anhängern gilt. Diese Art, sich zu ernähren, mag am Anfang drastisch klingen und bei manchen Menschen auch für Verwirrung sorgen. So ist sie völlig gegensätzlich zu dem, was uns von Experten, Ernährungsberatern, Krankenkassen und Ärzten geraten wird. Aber geht man einmal mit offenen Augen durch die Welt und schaut sich den normalen Durchschnittsbürger an, wohin haben uns diese Ernährungsweisheiten denn gebracht? Zum Schluss noch ein persönliches Anliegen. Es ist als Autor schwer, bei einem so großen und vor allem so umfangreichen Thema wie: Ernährung, Sport/Fitness usw. gewisse Schwerpunkte zu setzen. Beim Schreiben dieses Nachwortes gingen mir einige Fragen durch den Kopf, wie: Habe ich alle relevanten Themen drin? Hätte ich manches weglassen sollen? Hätte ich hier oder da in die Tiefe gehen müssen? Fakt ist, man kann nicht alle Leser gleichzeitig bedienen. Ich hoffe aber sehr, dass ich es in diesem Buch geschafft habe, das Thema „Paleo“ einigermaßen ausgewogen darstellen zu können.

Wichtig ist, dass das Thema „Paleo“ für Sie nicht nur Theorie bleibt. Fangen Sie heute an, einige Inhalte umzusetzen und spüren sie in den nächsten Tagen (Wochen), wie ihr Körper auf diese Veränderung reagiert. Ich hoffe sehr, dass Sie in diesem Buch das finden, was Sie gesucht haben und wünsche Ihnen alles Gute und vor allem Gesundheit und das meine ich wirklich so…

Michael Iatroudakis

Eine persönliche Bitte

Sollte irgendetwas in diesem E-Book/Buch nicht stimmen?
Sollte eine Behauptung nicht richtig sein?
Haben Sie einen Abschnitt, ein Kapitel nicht verstanden?
Haben Sie sich über einen Satz/einen Abschnitt aufgeregt?
Habe ich Sie in irgendeinem Satz beleidigt?
Habe ich irgendwo undeutliche Formulierungen benutzt?
Oder irgendetwas anderes…?

Dann nutzen Sie bitte das Kontaktformular auf meiner Webseite:

www.der-paleo-lifestyle.de

Dieser Weg ist mir lieber, als wenn der Leser dieses Buch mit negativen Gefühlen zuklappt.

Generell finden Sie auf meiner Webseite in regelmäßigen Abständen neue Beiträge, Buchergänzungen und vieles mehr. Ich würde mich freuen, wenn Sie mal reinschauen würden.

Berichten Sie mir Ihre persönlichen Erfahrungen mit Paleo… Ich würde mich über Ihr Feedback freuen!!!

(Die Beantwortung von E-Mails kann allerdings manchmal bis zu einer Woche dauern)

Über den Autor

Lizensierter Fitnesstrainer und Fitness-Lehrer, **MovNat-**zertifizierter Trainer, Ausbildung zum Heilpraktiker, Ernährungsberater. Befasst sich seit über 15 Jahren mit alternativen Heilmethoden und Energiearbeit. Sein Schwerpunkt liegt im ganzheitlichen Denken in allen Lebensbereichen.

Bereits erschienen:

Die Matrix-Diät
(Abnehmen mit Körper, Geist und Seele)
ISBN: 978-3839170946

Der Smoothie-Guide
(…ein unterhaltsamer Ratgeber)
ISBN: 978-3839181508

Xylit: Das süße Wundermittel
ISBN: 3842358512

Homepage:

www.xylit-xylitol.com
www.matrixdiaet.com
www.smoothie-guide.de

Quellenangaben:

(Für externe Inhalte der Webseiten übernehmen der Verlag und der Autor keine Haftung bzw. Verantwortung)

Forever Young / Dr. Strunz **(Vorwort)**

PaläoPower: Das Wissen der Evolution nutzen für Ernährung, Gesundheit und Genuss / Sabine Paul **(Vorwort)**

www.dge.de **(Deutsche Gesellschaft für Ernährung)**

http://de.wikipedia.org/wiki/Steinzeitern%C3%A4hrung
(Was heißt Paleo?)

http://de.wikipedia.org/wiki/Fleisch **(Fleisch und Fisch)**

http://nadine-schwan.suite101.de/wie-gesund-ist-fleisch-a46437
(Fleisch und Fisch)

http://de.wikipedia.org/wiki/Biologische_Wertigkeit
(Fleisch und Fisch)

http://de.wikipedia.org/wiki/Glucagon
(Eiweiß und das Hormon Glukagon)

http://www.med4you.at/laborbefunde/lbef2/lbef_insulin.htm
(Exkurs: Was ist Insulin)

http://wap.stern.de/op/stern/de/ct/-X/detail/gesundheit/Folgeschaeden-Diabetes-Zucker/655399/ **(Eiweiß und das Hormon…)**

http://de.wikipedia.org/wiki/Kohlehydrate
(Eiweiß und das Hormon…)

www.zuckerwirtschaft.de **(Eiweiß und das Hormon...)**

http://www.medizinfo.de/diabetes/herz/gefaesse.shtml
(Glatte Muskulatur durch Insulin)

http://www.bild.de/ratgeber/ratgeber/fruehstueck/essen-deutsch-liebsten-17039070.bild.html **(Die Deutschen...)**

http://de.wikipedia.org/wiki/Insulinresistenz **(Insulinresistenz)**

http://de.wikipedia.org/wiki/Diabetes_mellitus#Symptome_2
(Exkurs: Was ist Diabetes mellitus Typ 2)

http://www.diabetes-heute.uni-duesseldorf.de/fachthemen/entstehungs ausbreitungverbreitung/index.html?TextID=1025
(Zahlen über Diabetes M)

http://paleosophie.de/blog/2012/04/blutdruck-cholesterin-spiegel-und-korperfett-zum-selber-programmieren
(Glukagon, der Gegenspieler von Insulin)

Arthur De Vany „Die Steinzeit-Diät" Zitat: S. 63
ISBN:978-3-864700-00 **(Fleisch, das tierische Eiweiß)**

Jordan S. Rubin Die Kost des Schöpfers Zitat : S. 45
ISBN: 9783000-201301 **(Die Kost des Schöpfers)**

http://www.zentrum-der-gesundheit.de/fische.html
(Die Kost des Schöpfers)

http://www.gesundheitlicheaufklaerung.de/schweinefleisch-und-gesundheit **(Warum sollt man den Verzehr von Schweinefleisch...?)**

http://www.apotheken-umschau.de/Ernaehrung/Eiweiss-Mythen-auf-dem-Pruefstand-148275.html **(Eiweißmythos)**

http://www.ncbi.nlm.nih.gov/pubmed/10702160?dopt=Abstract
(Eiweißmythos / Eiweißschock)

http://de.wikipedia.org/wiki/Protein **(Eiweißmythos)**

http://www.ncbi.nlm.nih.gov/pubmed/9113009?dopt=Abstract
(Eiweißmythos / Eiweiß belastet die Niere)

http://www.gnolls.org/1444/does-meat-rot-in-your-colon-no-what-does-beans-grains-and-vegetables/
(Eiweißmythos / Fleisch verrottet im Darm)

http://de.wikipedia.org/wiki/S%C3%A4ure-Basen-Haushalt
(Eiweißmythos / Zuviel Eiweiß bringt den Sauren-Basen Haushalt durcheinander)

http://www.originalhealth.net/1345
(Eiweißmythos / Der Mensch ist kein Fleischesser)

Das Paläo Prinzip / Loren Cordain
(Eiweißmythos / Der Mensch ist kein Fleischesser)

http://www.spitzbarts-gesundheitspraxis.de/gesunde-ernaehrung/fisch-fleisch/6-gesunde-gruende-fuer-fisch.html **(Fisch)**

http://de.wikipedia.org/wiki/Sekund%C3%A4re_Pflanzenstoffe
(Was sind sekundäre Pflanzenstoffe?)

http://www.3sat.de/page/?source=/nano/news/124835/index.html
(Fisch und das Gehirn)

http://gesuender-abnehmen.com/abnehmen/fisch.html
(Fisch und Jod)

http://www.eufic.org/article/de/artid/omega-3-fettsauren/
(Fische mit einem hohen Anteil an Omega-3-Fettsäuren)

http://www.oel-wechsel.com/Probleme/Problem3_Verhaeltnis.htm
(Das optimale Verhältnis von Omega-3- zu Omega-6-Fettsäuren)

Quelle: Wieso macht die Tomate dick /Dr. Strunz / S. 35
(Nebenbei: Das falsche Fett macht hungrig / übergewichtig)

http://www.medizinauskunft.de/artikel/gesund/Essen_Trinken/03_03_fisch.php **(Fisch und Umweltgifte)**

http://www.experto.de/b2c/gesundheit/ernaehrung/umweltgifte-geringe-gefahr-bei-fisch.html (**Fisch und Umweltgifte)**

http://www.pressetext.com/news/20060224012
(Fisch und Umweltgifte)

http://www.greenpeace.de/themen/meere/nachrichten/artikel/welchen_fisch_kann_ich_noch_essen-1/ **(Fisch und Umweltgifte)**

Detlev Ganten, Buchtitel: Die Steinzeit steckt in unseren Knochen S.172 **(Fisch und Umweltgifte)**

http://www.krebsgesellschaft.de/ernaehrung_gesund_und_lecker,1042.html **(Gemüse)**

http://de.wikipedia.org/wiki/Theorie_der_freien_Radikale
(Obst / Kleiner Exkurs)

http://de.wikipedia.org/wiki/Glyk%C3%A4mische_Last
(Kleiner Exkurs: Glykämische Last)

http://de.wikipedia.org/wiki/Intestinale_Fruktoseintoleranz
(Fruchtsaft isoliert)

http://www.stern.de/ernaehrung/gesunde-ernaehrung/saisonkalender-fuer-obst-und-gemuese-alles-zu-seiner-zeit-615752.html
(Obst und Gemüse / Saison)

http://de.wikipedia.org/wiki/Nussfrucht **(Nüsse)**

http://de.wikipedia.org/wiki/Nuss **(Nüsse)**

http://www.ernestopauli.ch/essen/kochtips/Erdn%C3%BCsse.htm **(Nüsse)**

http://www.schimmel-schimmelpilze.de/aflatoxin.html **(Nüsse / Kleiner Exkurs Aflatoxine)**

http://de.wikipedia.org/wiki/Echte_Walnuss#Gesundheitlicher_Nutzen **(Nüsse / Walnuss)**

http://www.walnuss.de/66/Gesundheit/Walnuesse-in-der-Ernaehrung.htm **(Nüsse / Walnuss)**

http://portal.acs.org/portal/acs/corg/content?_nfpb=true&_pageLabel=PP_ARTICLEMAIN&node_id=222&content_id=CNBP_024365&use_sec=true&sec_url_var=region1&__uuid=f9eb4e4b-a10f-491f-af7e-950ea46a7c3f **(Walnüsse und Prostatakrebs)**

http://de.wikipedia.org/wiki/Fetts%C3%A4uren **(Fette und Öle)**

http://www.lebensmittellexikon.de/o0.000050.php **(Fette und Öle)**

http://www.zentrum-der-gesundheit.de/gesunde-fette.html **(Fette und Öle)**

http://www.urgeschmack.de/omega-6-fettsaeuren-die-andere-seite-der-medaille/ **(Fette und Öle)**

S.238 Buch: Syndrom X oder Ein Mammut auf den Teller / Dr. N.Worm **(Pflanzenfette)**

http://de.wikipedia.org/wiki/Trans-Fetts%C3%A4uren
(Exkurs: Transfettsäuren)

http://www.zentrum-der-gesundheit.de/transfettsaeuren.html
(Transfettsäuren)

http://www.zentrum-der-gesundheit.de/margarine.html
(Wirklich gesund: Margarine)

http://de.wikipedia.org/wiki/Margarine **(Wirklich gesund: Margarine)**

http://www.die4hoffmann.de/butter_o_margarine/butter_oder_margarine.html **(Wirklich gesund: Margarine)**

http://www.zentrum-der-gesundheit.de/ia-cholesterin-luege.html
(Die Cholesterin Lüge)

Dr. med. Bruker: Cholesterin – der lebensnotwendige Stoff
(Die Cholesterin-Lüge)

http://de.wikipedia.org/wiki/Weston_Price
(Wirklich gesund: gesättigte Fette)

http://www.ajcn.org/content/80/5/1175.abstract
(Wirklich ungesund: gesättigte Fette)

http://de.wikipedia.org/wiki/Lutz-Di%C3%A4t
(Wirklich ungesund: gesättigte Fette)

http://de.wikipedia.org/wiki/Fetts%C3%A4uren
(Wirklich ungesund: gesättigte Fette)

"Nourishing Traditions: The Cookbook that Challenges Politically Correct Nutrition and the Diet Dictocrats" von Sally Fallon und Mary G. Enig (PhD) **(Wirklich ungesund: gesättigte Fette)**

http://de.wikipedia.org/wiki/Trans-Fetts%C3%A4uren
(Gesättigte Fettsäuren)

http://de.wikipedia.org/wiki/Kokospalme
(Kleiner Exkurs: Die Kokosnuss)

de.wikipedia.org/wiki/Oliven%C3%B6l **(Fette)**

www.zentrum-der-gesundheit.de/wildkraeuter.html **(Kräuter)**

http://de.wikipedia.org/wiki/Gew%C3%BCrz **(Gewürze)**

http://de.wikipedia.org/wiki/Zimt **(Zimt)**

http://www.heilkraeuter.de/lexikon/zimt.htm **(Zimt)**

http://www.focus.de/gesundheit/news/diabetes_aid_107195.html
(Zimt)

http://www.pharmazeutische-zeitung.de/index.php?id=1587
(Zimt / Blutzucker)

http://www.spiegel.de/wissenschaft/mensch/0,1518,275650,00.html
(Zimt / Blutzucker)

http://www.bfr.bund.de/de/fragen_und_antworten_zu_cumarin_in_zimt_und_anderen_lebensmitteln-8439.html **(Zimt &Cumarin)**

http://de.wikipedia.org/wiki/Ingwer **(Ingwer)**

http://rki.kbs.co.kr/german/news/news_science_detail.htm?No=19460
(Curry / Heilwirkung / Dr. Lee)

http://de.wikipedia.org/wiki/Wasser#Menschliche_Gesundheit
(Wasser)

http://de.wikipedia.org/wiki/Wasser **(Wasser)**

http://www.antiagingaktuell.net/fakt-oder-mythos-2-liter-wasser-trinken-pro-tag **(Wasser)**

http://www.agenki.de/gesundheits-ratgeber/trinken-leitungs-wasser.php
(Wasser / Leitungswasser)

http://geiselmed.dartmouth.edu/ **(Wieviel sollen wir trinken?)**

http://www.faz.net/aktuell/wissen/medizin/wasserkult-viel-trinken-muessen-eine-maer-11112293.**html** **(Wieviel sollen wir trinken?)**

http://de.wikipedia.org/wiki/H%C3%BChnerei **(Das Ei)**

http://www.welt.de/wissenschaft/article3472077/Das-Maerchen-vom-boesen-Eier-Cholesterin.html **(Eier und das böse Cholesterin)**

http://de.wikipedia.org/wiki/Zucker#Daten_zur_Kulturgeschichte_des_Zuckers **(Industriezucker)**

www.stern.de/ernaehrung/aktuelles/volksdroge-so-viel-zucker-steckt-in-lebensmitteln-1630564.html **(Industriezucker)**

http://www.stern.de/ernaehrung/aktuelles/suesse-sucht-volksdroge-zucker-1748401.html
(Was bewirkt Zucker im Körper?)

http://nancyappleton.com/141-reasons-sugar-ruins-your-health/
(Was bewirkt Zucker im Körper?)

http://www.lebensmittelklarheit.de/cps/rde/xchg/lebensmittelklarheit/hs.xsl/1370.htm **(Exkurs: Die Zutatenliste)**

http://de.wikipedia.org/wiki/Zuckeraustauschstoffe
(Zuckeraustauschstoffe)

http://www.zentrum-der-gesundheit.de/getreide.html
(Getreide)

http://de.wikipedia.org/wiki/Getreide **(Getreide)**

http://de.wikipedia.org/wiki/John_Yudkin
(Weißmehl / Prof. Yudkin)

http://www.wahrheitssuche.org/cholesterin.html **(Weißmehl)**

http://de.wikipedia.org/wiki/Max_Otto_Bruker
(Weißmehl / Dr. Bruker)

http://www.zentrum-der-gesundheit.de/mehl.html
(Weißmehl)

http://blog.trackyourplaque.com/ (Webseite von Dr. Davis)
(Mehl macht süchtig und dick)

Food And Evolution: Toward a Theory of Human Food Habits von Marvin Harris,Eric B. Ross **(Getreide / Evolution)**

http://de.wikipedia.org/wiki/Phytins%C3%A4ure
(Antinährstoff I: Phytinsäure)

http://de.wikipedia.org/wiki/Lektine **(Antinährstoffe II : Lektine)**

http://www.dge.de/modules.php?name=News&file=article&sid=179
(Deutsche Gesellschaft für Ernährung) **(Antinährstoffe II: Lektine)**

http://de.wikipedia.org/wiki/Z%C3%B6liakie
(Antinährstoff III: Gluten)

http://de.wikipedia.org/wiki/Gluten **(Gluten)**

http://de.wikipedia.org/wiki/Norman_W._Walker **(Getreide)**

http://de.wikipedia.org/wiki/Lactase **(Laktose / Laktase / Milch)**

http://de.wikipedia.org/wiki/Pasteurisierung **(Milch / Pasteurisieren)**

http://de.wikipedia.org/wiki/Ultrahocherhitzung **(Milch)**

http://de.wikipedia.org/wiki/Homogenisierung
(Milch / Homogenisierung)

http://www.mri.bund.de/de/max-rubner-institut/geschichte/bundesanstalt-fuer-milchforschung.html
(Bundesanstalt für Milchforschung / Milch)

http://www.pressemitteilungen-online.de/index.php/ruckstaende-von-antibiotika-in-milch-nachgewiesen/ **(Antibiotika / Milch)**

http://de.wikipedia.org/wiki/Antibiotikum **(Antibiotika / Milch)**

http://www.zeit.de/zeit-wissen/2006/01/Milch.xml
(Die Kalzium Lüge)

http://www.zentrum-der-gesundheit.de/kuhmilch.html
(Die Kalzium-Lüge)

http://de.wikipedia.org/wiki/Calciumstoffwechsel
(Die Kalzium-Lüge / Kalziumräuber)

http://www.meduniqa.at/Magazin/Ernaehrung___Kulinarik/Osteoporose:_Kalziumspender_versus_Kalziumraeuber/
(Die Kalzium Lüge / Milch)

http://www.nature.com/bjc/journal/v98/n9/abs/6604331a.html
(Milchkonsum und Krebs / Britische Studie)

http://news.harvard.edu/gazette/2006/12.07/11-dairy.html
(Milchkonsum und Krebs / Harvard-Studie)

http://www.dge.de/modules.php?name=News&file=article&sid=304
(Milchkonsum und Krebs / DGE)

www.peta.de **(Kühe und Massentierhaltung)**

http://www.zentrum-der-gesundheit.de/rohmilch.html
(Milch von Weidekühe)

http://de.wikipedia.org/wiki/Ziegenmilch
(Alternative zu Kuhmilch / Ziegenmilch)

http://de.wikipedia.org/wiki/H%C3%BClsenfrucht
(Hülsenfrüchte)

http://www.dge.de/modules.php?name=News&file=article&sid=179
(Hülsenfrüchte / Lektine)

http://de.wikipedia.org/wiki/Sojabohne#Inhaltsstoffe **(Soja)**

http://de.wikipedia.org/wiki/Isoflavone **(Soja / Isoflavone)**

http://www.soja-wissen.de/soja-isoflavone.php **(Soja / Isoflavone)**

http://www.sylt-gesund-leben.de/texten/SOJA.HTM
(Soja / Isoflavone)

http://www.mz-web.de/servlet/ContentServer?pagename=ksta/page&atype=ksArtikel&aid=1216965737405
(Soja und Unfruchtbarkeit bei Männern)

http://www.ncbi.nlm.nih.gov/pubmed/18650557
(Soja und Unfruchtbarkeit bei Männern)

http://www.phytodoc.de/heilpflanze/isoflavone/nebenwirkungen-wechselwirkungen-gegenanzeigen/
(Soja / Osoflavone / Kropfbildung)

http://www.ncbi.nlm.nih.gov/pubmed/21824950
(Studie von Dr. Levis in Verbindung mit Soja und Wechseljahren)

http://www.fid-gesundheitswissen.de/ernaehrung/soja/die-sojabohne-hat-es-in-sich/101041271/
(Soja und Brustkrebs bei asiatischen Frauen)

http://www.soja-wissen.de/soja-und-krebs.php **(Soja / Krebs)**

http://de.wikipedia.org/w/index.php?title=Datei:Laktoseintoleranz-1.svg&filetimestamp=20100722152216
(Laktose-Intoleranz bei Asiaten)

http://www.welt.de/lifestyle/article7306898/Der-Mythos-vom-langen-Leben-dank-Sojabohnen.html **(Fazit Soja)**

http://www.hansa-gymnasium-mint.org/n-chemie/fachbeitraege/lebensmittelzusatzstoffe/index.html
(Farbstoffe usw.)

http://de.wikipedia.org/wiki/Lebensmittelzusatzstoff
(Farbstoffe usw.)

http://de.wikipedia.org/wiki/Aspartam **(Aspartam)**

http://www.ncbi.nlm.nih.gov/pubmed/21376768 **(Aspartam)**

http://www.ncbi.nlm.nih.gov/pubmed/8373935?dopt=Abstract
(Aspartam)

http://de.wikipedia.org/wiki/Glutamate **(Glutamat)**

http://www.ugb.de/lebensmittel-im-test/glutamat-nebenwirkungen/ **(Glutamat)**

http://de.wikipedia.org/wiki/Lebensmittelfarbe **(Farbstoffe)**

http://www.lifemojo.com/lifestyle/dangers-of-artificial-food-colorings-50091166;jsessionid=0F74C83D6F5B70D0CDBB7D5659D4CB7E.t1 **(Farbstoffe und ADHS)**

http://www.thelancet.com/journals/lancet/article/PIIS0140673607613063/abstract **(Studie Farbstoffe und Hyperaktivität)**

http://de.wikipedia.org/wiki/Konservierungsmittel **(Konservierungsstoffe)**

http://www.zentrum-der-gesundheit.de/fertiggerichte.html **(Fertiggerichte)**

http://www.zusatzstoffe-online.de/zusatzstoffe/122.e338_phosphors%E4ure.html **(Phosphatsäure)**

http://de.wikipedia.org/wiki/Nahrungserg%C3%A4nzungsmittel **(Nahrungsergänzungsmittel)**

http://www.zdf.de/ZDFmediathek/beitrag/video/1544956/Sind-Nahrungsergaenzungsmittel-sinnvoll%253F-#/beitrag/video/1544956/Sind-Nahrungsergaenzungsmittel-sinnvoll%3F- **(Nahrungsergänzungsmittel)**

http://www.stern.de/wissen/ernaehrung/vitaminpraeparate-wie-gefaehrlich-ist-die-frucht-in-pillen-593711.html **(Nahrungsergänzungsmittel)**

PaläoPower: Das Wissen der Evolution nutzen für Ernährung, Gesundheit und Genuss / Sabine Paul
(Die Regeln der Mahlzeiten und das Fasten)

Befreite Ernährung: Wie der Körper uns zeigt, welche Nahrung er wirklich für Gesundheit und Wohlbefinden braucht
von Christian Opitz **(Die Regeln der Mahlzeiten und das Fasten)**

http://sciencev1.orf.at/science/news/74385 **(Fasten)**

Die Studie: "Proceedings of the National Academy of Sciences"
(Fasten)

http://www.fairberaten.net/fachinfos/fasten/laenger-jung-durch-fasten_7147.html **(Fasten)**

http://www.badische-zeitung.de/gesundheit-ernaehrung/gegessen-ein-essay-ueber-die-gemeinsame-mahlzeit--28807174.html
(In Gesellschaft essen)

http://de.wikipedia.org/wiki/Motivation
(Die Paleo-Ernährung in der Praxis)

www.eufic.org **(Ohne Bewegung sind wir nichts)**

http://www.focus.de/gesundheit/ratgeber/depression/news/psychologie-sport-vertreibt-selbst-schwere-depressionen_aid_658823.html
(Sport und Depressionen)

http://www.fitforfun.de/sport/weitere-sportarten/fit-im-alltag/fit-ohne-qual_aid_3157.html **(Paleo Fitness im Alltag)**

http://www.sportunterricht.de/lksport/wasistfitness.html
(Was ist Fitness?)

http://www.runnersworld.de/gesundheit/arthrosegefahr-fuer-laeufer.140705.htm **(Paleo Fitness „Laufen")**

http://www.zeit.de/sport/2011-09/marathon-paradox-herzinfarkt-berlin **(Paleo Fitness „Laufen")**

http://www.focus.de/sport/mehrsport/tid-6774/marathon_aid_65733.html **(Paleo Fitness „Laufen")**

Born to Run / Christopher McDougall / S. 233 **(Richtig laufen)**

http://de.wikipedia.org/wiki/Fu%C3%9F **(Richtig laufen)**

http://www.runnersworld.de/gesundheit/wie-sie-sich-vor-umknicken-schuetzen-koennen.162983.htm **(Richtig laufen / Barfuß laufen)**

http://www.welt.de/wissenschaft/article5736120/Joggingschuhe-belasten-mehr-als-barfuss-Laufen.html **(Richtig laufen/Barfuß laufen)**

http://www.morgenpost.de/web-wissen/article1246309/Forscher-empfehlen-barfuss-zu-joggen.html **(Richtig laufen / Barfuß laufen)**

http://www.runnersworld.de/ernaehrung/der-mythos-fettverbrennung-und-was-dahinter-steckt.49598.htm **(Mythos Fettverbrennung)**

http://www.apotheken-umschau.de/Sport/Einsteiger-Check-Die-sportmedizinische-Untersuchung-151831.html
(Paleo Fitness Laufen)

http://www.paradisi.de/Fitness_und_Sport/Leichtathletik/Sprint/Artikel/2164.php (Paleo Fitness „Sprints")
(Paleo Fitness für Fortgeschrittene)

http://www.medizinauskunft.de/artikel/special/07_02_natur.php
(Paleo Fitness für Fortgeschrittene)

http://de.wikipedia.org/wiki/Kugelhantel
(Kettlebells Funktionelles Training)

http://de.wikipedia.org/wiki/Waldkindergarten
(Der Waldkindergarten)

Paläo Power, das Wissen der Evolution **(Reizklima)**

http://archaeologie-news.blog.de/2007/05/21/schon_der_steinzeit_gab_es_musik_und_tan~2308636/ **(Spielen, Tanzen und Lachen)**

http://www.wz-newsline.de/home/ratgeber/gesundheit-ernaehrung/studien-darum-ist-tanzen-gesund-1.176311
(Spielen, Tanzen und Lachen)

http://www.welt.de/wissenschaft/article1906639/Einmal-Lachen-so-gesund-wie-20-Minuten-Joggen.html **(Spielen, tanzen und lachen)**

http://www.mybude.com/wissen/mensch-gott/3859-religion-in-der-steinzeit.html **(Paleo Spirit / Einleitung)**

http://de.wikipedia.org/wiki/Morphisches_Feld
(Naturvölker und das Morphogenetische Feld)

http://www.wissenschaft.de/wissenschaft/news/203377.html **(Kleiner Exkurs: Was ist Meditieren bzw. Meditation?)**

http://de.wikipedia.org/wiki/Naturreligion **(Die Aussöhnung...Tier)**

http://de.wikipedia.org/wiki/Sonnencreme#Sonnenbrand_und_malignes_Melanom **(Die Kraft der Sonne)**

http://www.broeckers.com/Popp.htm **(Wo geht die Reise hin?)**

http://www.peta.de/baboumian **(Wo geht die Reise hin?)**

Empfohlene, ergänzende und weiterführende Literatur zum Thema: „Paleo Lifestyle“

Die Cholesterin-Lüge / Walter Hartenbach

Befreite Ernährung / Christian Opitz

Die Steinzeit steckt in unseren Knochen / Detlev Ganten

Syndrom X …ein Mammut auf den Teller / N. Worm

Die Steinzeit-Diät / Arthur de Vany

Leben ohne Brot / Wolfgang Lutz

Essbare Wildpflanzen: 200 Arten bestimmen und verwenden / Steffen Guido Fleischhauer

Handbuch der Gewürze: Würzkunst, Warenkunde…

Krebszellen lieben Zucker – Patienten brauchen Fett und Eiweiß von Prof. Dr. Ulrike Kämmerer

Echt künstlich: Das Dr.-Watson-Handbuch der Lebensmittel-Zusatzstoffe

Paläo Power: Das Wissen der Evolution nutzen für Ernährung, Gesundheit und Genuss von Sabine Paul

Born To Run / Christopher McDougall

Diverse Webseiten zum Thema „Paleo“:

Barfuß-Schuhe / Anbieter:

www.vibram-fivefingers.de

www.joe-nimble.com/de/

www.vivobarefoot.de

Paleo Fitness Webseiten:

www.movnat.com

www.natur-pfade.de

www.wildfitness.com

www.outdoorgym.de

Paleo-Webseiten/-Blogs

www.urgeschmack.de

www.paleosophie.de

www.paleofitnessblog.de

www.paleo360.de

Eigene Notizen:

Eigene Notizen:

Eigene Notizen: